किडनीचे आजार आणि भारतीय आहार

डॉ. अश्विनीकुमार खांडेकर
डॉ. सुनीती अश्विनीकुमार खांडेकर
डॉ. रचना जसानी

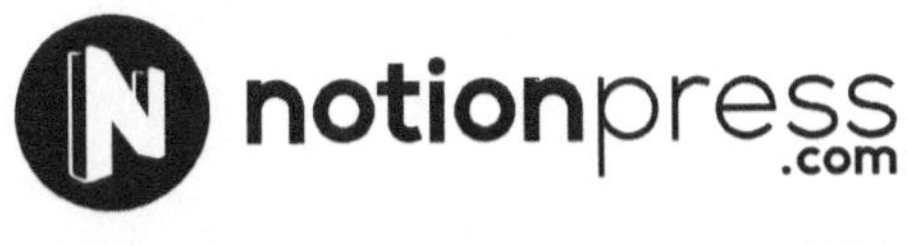

ISBN 979-8-88704-364-7

In the loving memories of our Father-figures -

वडिलधाऱ्यांना प्रेमपूर्वक - समर्पित.....

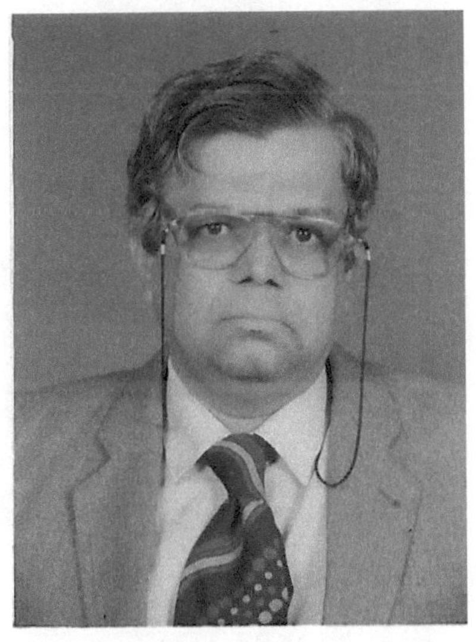

Dr. Jeetendra G. Vaidya

डॉ. जितेंद्र गोपाळ वैद्य

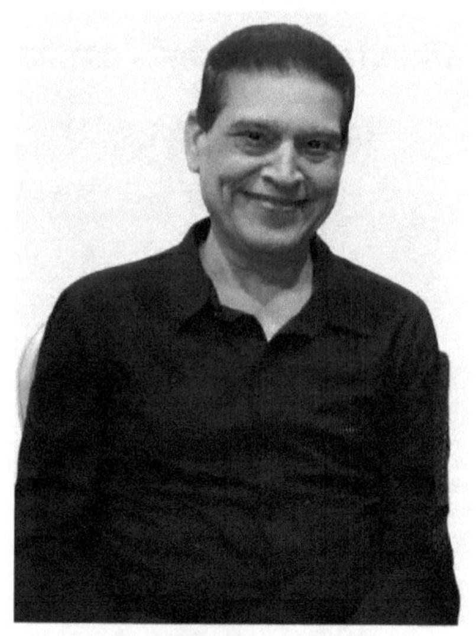

Mr. Hemendra Jasani

श्री. हेमेंद्र जसानी

(Father of Dr. Rachana Jasani)

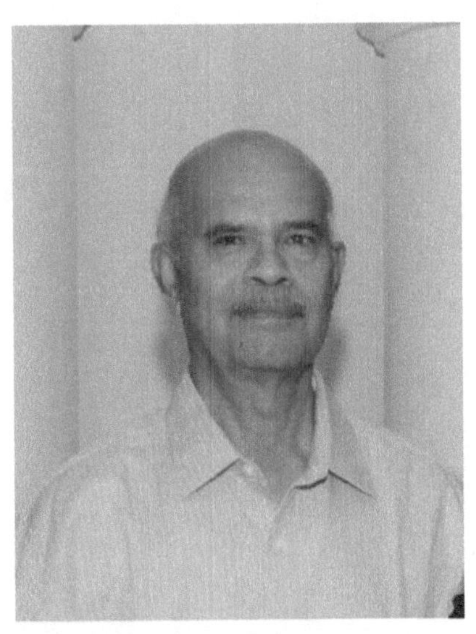

Mr. Avinash Deshpande (Rajakaka Deshpande)

श्री. अविनाश देशपांडे (राजाकाका देशपांडे)

अनुक्रमणिका

भाग 1: किडनी चे आजार डॉ. अश्विनीकुमार खांडेकर

भाग 2: किडनी रोगांमध्ये घ्यावयाचा आहार - एक पोषण-वैज्ञानिक दृष्टिकोण डॉ. सुनीती अश्विनीकुमार खांडेकर

भाग 3: विशिष्ट किडनी रोगांमधील आहार - रचना डॉ. रचना जसानी

मायबोली

इंग्रजी माध्यमाच्या शाळेत शिकत असले तरीही, आईने निक्षून मराठी बोलायला, वाचायला, लिहायला शिकवले. अगदी 'चांदोबा' पण मराठीतच यायचा - सौ. जया जोशी.

बाबा विज्ञान क्षेत्रात डॉक्ट्रेट, वनस्पतीशास्त्राचे प्राध्यापक, कायद्याचेही शिक्षण घेतलेले आणि आकाशवाणी मध्ये, स्टेजवर मराठी नाटके, कथा-कविता लिहिणारे - डॉ. प्रदीप जोशी.

त्याच शाळेतल्या मराठीच्या माझ्या शिक्षिका, ज्यांनी माझी मराठी भाषा फुलवली, त्या माझ्या आवडत्या - श्रीमती प्रतिभा देशमुख.

वैद्यकीय अभ्यासक्रमात, विद्यापीठ तसेच राष्ट्रीय पातळीवर, तब्बल दोन वेळा सुवर्णपदक विजेते, अतिशय समंजस आणि नेहमी प्रोत्साहन देणारे माझे पति, ज्यांच्या कल्पनेतून साकार झाली ही तीन भाषेतील तीन पुस्तके, पेशंटसेवेसाठी सदैव तत्पर असे - डॉ. अश्विनीकुमार खांडेकर.

सदैव माझ्या पाठीशी खंबीरपणे उभ्या राहणाऱ्या, मायेने आणि शाबासकीने प्रोत्साहन देणाऱ्या माझ्या सासूबाई - डॉ. अस्मिता खांडेकर.

नेहमी माझी प्रेमाने विचारपूस करणारे, मला आधार देणारे, माझे तीर्थस्वरूप - कै. अविनाश (राजाभाऊ) देशपांडे.

माझ्यावर आईवडिलांसारखी माया करणारे - सौ. रचना आणि श्री. संजय शेवडे.

आजपर्यंत ज्यांचे साहित्य वाचून मोठे झाले असे कुसुमाग्रज - वि. वा शिरवाडकर.

ताठ मानेने, निर्भयपणे जगायला शिकवणारे - विनायक दामोदर सावरकर.

हास्याच्या खळखळाटामागे, मार्मिकपणे व्यथा आणि कथा सांगणारे - पु. ल. देशपांडे.

मायदेशाचे नाव सातासमुद्रापलिकडे झळकवणारे - मंगेशकर, गावस्कर, तेंडुलकर

सतत पाठीशी असणारे आमचे सद्गुरू महाराज - प.पू. खातखेडकर, प.पू. गढीकर

श्री महालसेच्या आशीर्वादाने आणि या - जोशी, देशपांडे, देशमुख, शेवडे, गढीकर, खातखेडकर, सावरकर, शिरवाडकर, मंगेशकर, गावस्कर, तेंडुलकरांना अभिवादन करून साकारलेला हा ह्या खांडेकरांचा एक इवलासा प्रयत्न - जनमानसात किडनी चे आजार आणि त्या संदर्भात घ्यावयाच्या आहाराविषयी,

मायबोली मध्ये लिहिलेला, मायबोलीच्या वाचकांसाठी.........

'किडनी चे आजार आणि भारतीय आहार'

- डॉ. सुनीती अश्विनीकुमार खांडेकर

(चूकभूल पोटात घ्यावी, भाषेतील व्याकरणापेक्षा त्यामागील भावना आणि माहिती वाचावी.)

मनःपूर्वक आभार

मला सदैव पाठिंबा दिल्याबद्दल माझे आई-वडील आणि कुटुंबाचे मनापासून आभार व्यक्त करू इच्छिते.

या हस्तलिखिताचे महत्त्वपूर्ण श्रेय माझ्या रूग्णांना जाते, ज्यांच्याकडून मी जेवणाच्या अनेक व्यावहारिक गोष्टी शिकले आहे.

माझे पिएच.डी गाइड डॉ. निवृत्ती हसे, प्राध्यापक आणि नेफ्रॉलॉजी विभाग प्रमुख, के.ई.एम हॉस्पिटल मुंबई, ज्यांच्या अनुभव आणि मार्गदर्शनामुळे मला किडनी रोग आणि न्यूट्रिशन यासंबंधी सखोल ज्ञान मिळाले.

माझे सल्लागार डॉ. राजेश कुमार, सल्लागार नेफ्रॉलॉजिस्ट आणि ट्रान्सप्लान्ट फिजिशियन, यांच्याकडून मला मिळालेल्या सतत सहकार्याबद्दल मी त्यांची आभारी आहे. माझ्यावर विश्वास ठेवल्याबद्दल त्यांची मी आभारी आहे.

माझी कारकीर्द घडविल्याबद्दल, मी माझ्या शिक्षिका (के. ई. एम. रुग्णालयातील) मानसी बापट मॅडम, सफला महाडिक मॅडम आणि बेंजामिन मॅडम - यांचे आभार व्यक्त करू इच्छिते.

मी डॉ. सुनीती खांडेकर यांची, मला या महत्त्वपूर्ण हस्तलिखिताची सह-लेखक होण्यास पात्र मानल्याबद्दल, मनापासून आभारी आहे.

- डॉ. रचना जसानी

पीएच.डी.,आर.डी. (रजिस्टर्ड डायटिशियन),

मुंबई.

कथा दोन किडन्यांची

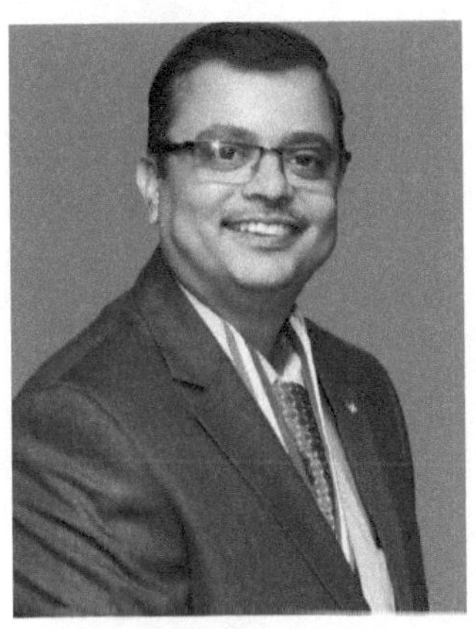

डॉ. अश्विनीकुमार खांडेकर

डॉ. अश्विनीकुमार खांडेकर, एम.डी. (मेडिसीन) डी.एन.बी. (किडनीरोग विशेषज्ञ, ट्रान्सप्लान्ट विशेषज्ञ).

डॉ. अश्विनीकुमार खांडेकर, किंग्सवे हॉस्पिटल, नागपूर येथे किडनी रोग विशेषज्ञ म्हणून कार्यरत आहेत.

मेडिसीन आणि नेफ्रॉलॉजी मधील आपल्या संपूर्ण कारकीर्दित त्यांनी राष्ट्रीय पातळीवर सुवर्ण पदके मिळवली आहेत. त्यांची - 'किडनी रोग आणि त्यांवरील उपचारपध्दती' यावर अनेक संशोधन कार्ये सुरू आहेत. किडनी रोगांविषयी आणि त्यांच्यावरील योग्य उपचार घेणेबाबत जनमानसात जागरुकता वाढवणे - याबाबत ते अहोरात्र कार्यरत असतात.

त्यांनी 'द नेफ्रॉलॉजी सोसायटी' चे अध्यक्षपद दोन वेळा सांभाळले आहे.

झोनल ट्रान्सप्लान्ट को-ऑर्डिनेशन सेंटर चे विद्यमान सभासद आहेत (ZTCC).

मनोगत

आहार हळूहळू जर्जर करणाऱ्या रोगांमध्ये (ज्यांना आपण क्रॉनिक डिसीज म्हणतो) एक महत्वपूर्ण भूमिका निभावतो.

खर तर ज्या क्षणी एखाद्याला समजते की आपल्याला अमुक एक रोग झाला आहे, पहिला प्रश्न जो डॉक्टरांना विचारला जातो, तो हा कि, "मी काही चुकीचे खात होतो का, माझ्या खाण्यात काही आले का?"

आणि डॉक्टर, एका दीर्घ चर्चेनंतर, जेव्हा समजावून सांगतात कि, या आजाराला आहार कारणीभूत नाही, मग अधीरतेने पुढचा प्रश्न विचारला जातो, "मग आता काय पथ्ये पाळावी लागतील?"

आहार, पथ्य-पाणी ह्या संकल्पना वैज्ञानिक काळाच्या आधीपासून आपल्या मनात खोलवर रुजलेल्या आहेत.

जर कधी तब्येत बिघडली तर मनात आधी विचार येतो, "काल काय बरं खाल्ले आपण?"

आणि मग, जे होते आहे ते जर टाळायचे असेल तर - कानाला खडा - यापुढे त्या पदार्थाच्या वाट्याला न जाणे, आपला मार्ग वेगळा. असा विचार करून आजार टाळले जायचे.

थोडक्यात काय, आजार आणि आहाराचे समीकरणच होऊन बसले मुळी.

आजार = औषध + आहार + पथ्य-पाणी

पथ्याची मूळ कल्पना अवतरली.

म्हणूनच, वरील समीकरणातले काही चर्चा करायचे किंवा डॉक्टरांना विचारायचे राहून गेले, तर तो डॉक्टरी सल्ला अपूर्ण मानला जातो - बीजगणितातल्या समीकरणात न टाकलेल्या 'x' च्या संख्येसारखा.

वैद्यकीय शास्त्राच्या प्रगतीमुळे आपण आता अशा टप्प्यावर पोहोचलो आहोत, जिथे आपण मूत्रपिंडाच्या तीव्र आजारासारख्या आजारांमध्येदेखील अन्नाचे विविध घटक कोणत्याही भूमिकेत समाविष्ट करु शकतो.

आपण सगळे जाणतो कि, विचारपूर्वक आणि संपूर्ण माहिती मिळाल्यावरच आपण आपल्या आहारात फेरबदल करायला हवेत.

आपल्या खाद्यसंस्कृतीमधील अनेक अनन्यसाधारण पौष्टिक घटकांचा समावेश दैनंदिन आहारमध्ये कसा करता येईल, याविषयी ज्ञान वाढवले पाहिजे.

मूत्रपिंडाच्या आजारामधील 'आहारातील व्यवस्थापन' हे असे एक क्षेत्र आहे, जेथे रुग्णांमध्ये बरेच गैरसमज आहेत.

सामान्य जनमत या गैरसमजुतींनी भरलेले आहे. अनावधानाने म्हणा किंवा भाबडेपणाने, या गैरसमजुतींवर आजही विश्वास ठेवला जातो.

हे पुस्तक - मूत्रपिंडांच्या आजारांमधील आहार योजनेच्या प्रत्येक पैलूमागील वैज्ञानिक संकल्पना स्पष्ट करून - हे गैरसमज दूर करण्याचे काम करते.

या पुस्तकात असे म्हटले आहे की, जरी कोणी मूत्रपिंडाच्या आजाराने ग्रस्त असेल, तरीही त्याने सामान्य आहार घेणे शक्य आहे, अर्थात काहीसे फेरबदल करून.

मूत्रपिंडाच्या आजारामध्ये 'पथ्य' हेच जीवन बनू नये.

'संयम' हीच जीवन आणि आहाराची गुरुकिल्ली आहे.

- डॉ. अश्विनीकुमार खांडेकर

किंग्सवे हॉस्पिटल, नागपूर

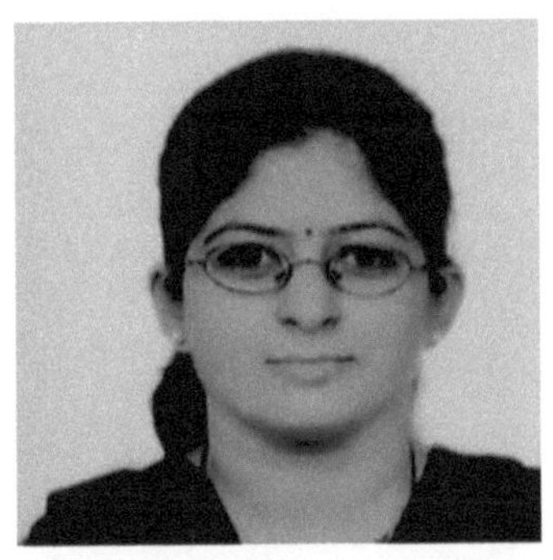

डॉ. सुनीती अश्विनीकुमार खांडेकर

डॉ. सुनीती अश्विनीकुमार खांडेकर, एमबीबीएस, आहारशास्त्र आणि क्लिनिकल न्यूट्रिशन (एसएनडीटी, मुंबई), एमबीए (रुग्णालय प्रशासन).

वैद्यकीय पदवीनंतर आणि विविध प्रतिष्ठित रुग्णालये आणि संस्थांमध्ये काम केल्यानंतर त्यांनी एसएनडीटी मुंबई येथे पोषणशास्त्राचा अभ्यास केला आहे. पदवी मिळवल्यानंतर त्यांनी एसएनडीटी, मुंबई येथे आहारशास्त्र विभागात व्याख्याता (लेक्चरर) म्हणून शिकवले आहे.

त्यांच्याकडे मुंबईतील प्रतिष्ठित हिंदुजा हॉस्पिटलमधील कार्याचा अनुभव आहे, जिथे त्यांनी आहारतज्ज्ञ म्हणून काम केले.

सध्या त्या नागपूर, महाराष्ट्र येथे आहारतज्ज्ञ म्हणून कार्यरत आहेत.

या पुस्तकाच्या इंग्रजी आणि हिंदी आवृत्तीच्या त्या लेखिका आहेत.

'इंडियन डायट्स इन किडनी डिसिजेस',

'किडनी का स्वास्थ्य, हिंदुस्तानी स्वाद के साथ'

मनोगत

प्रिय मित्रांनो,

हे पुस्तक अशा सर्वांसाठी आहे ज्यांना 'मूत्रपिंडाच्या आहाराची - किडनी डाएटची' आवश्यकता आहे, याविषयी ज्ञान मिळवायचे आहे.

* रुग्ण आणि त्यांची सुश्रुषा करणारे, काळजी घेणारे कुटुंबीय
* पोषण आणि आहारशास्त्राचे विद्यार्थी
* नर्सिंग चे विद्यार्थी
* डायलिसिस युनिट्सचे नर्सिंग स्टाफ
* डायलिसिस तंत्रज्ञ
* किडनी प्रत्यारोपण विभागातील कर्मचारी

हे पुस्तक रुग्ण आणि त्यांची सुश्रुषा करणाऱ्यांसाठी आहे.

आम्ही माहिती आणि वैज्ञानिक भाषा सोपी ठेवण्याचा प्रयत्न केला आहे, जेणेकरून आमचे रूग्ण आणि त्यांची काळजी घेणारे, या पुस्तकाचा उत्कृष्ट पद्धतीने उपयोग करू शकतील.

हे पुस्तक पोषण व आहारशास्त्राचे विद्यार्थी, नर्सिंग विद्यार्थी आणि डायलिसिस युनिट्समधील नर्सिंग स्टाफ आणि किडनी ट्रान्सप्लान्ट केअर कर्मचाऱ्यांसाठी देखील ज्ञानाचे स्रोत आहे.

वैज्ञानिक वर्णन 'मूत्रपिंडाच्या रोगांमधील पोषण' हा विषय सहजपणे समजण्यास मदत करेल.

हे पुस्तक डायलिसिस तंत्रज्ञांसाठी आहे. डायलिसिस टेक्निशियन हे डायलिसिस च्या रुग्णांना आहाराची महती समजावून सांगत असतात. त्या सर्व टेक्निशियनसाठी हे पुस्तक उपयुक्त ठरेल.

कृपया लक्षात ठेवावे - हे पुस्तक मूत्रपिंडाच्या आहारासाठी एक सामान्य मार्गदर्शक म्हणून काम करते.

ज्याप्रमाणे प्रत्येक रुग्णाच्या औषधाची नोंद वेगवेगळी असते, त्याचप्रमाणे प्रत्येक रुग्णाचे 'डाएट प्रिस्क्रिप्शन' सुद्धा वेगवेगळे असते.

हे पुस्तक आहारतज्ज्ञांच्या आहारविषयक सल्ल्याची जागा घेत नाही.

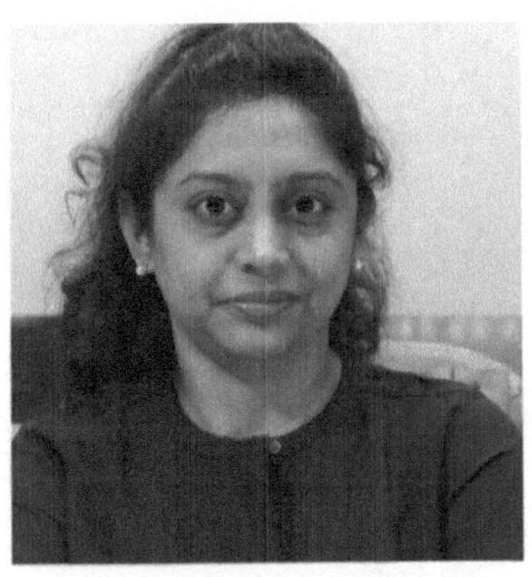

डॉ. रचना जसानी

डॉ. रचना जसानी, पीएच.डी.,आर.डी. (रजिस्टर्ड डायटिशियन), किडनीच्या आजाराने ग्रस्त रुग्णांच्या आहार व्यवस्थापनासाठी एक प्रतिष्ठित संस्था, सेठ जी.एस.मेडिकल कॉलेज आणि के.ई.एम. हॉस्पिटलमधून त्यांनी प्रशिक्षण घेतले आहे.

त्या सध्या 'न्युट्रीकनेक्ट' नावाच्या ऑनलाइन क्लिनिकल पोषण आणि आहार मार्गदर्शनपर फर्मच्या संस्थापिका आहेत. त्यांनी किडनी डायटिशियन म्हणून १३ वर्ष 'एपेक्स किडनी केअर' नावाच्या देशातील आघाडीच्या डायलिसिस सेंटर मध्ये अनुभव घेतला आहे - जिथे त्या प्रमुख आहारतज्ञ म्हणून काम करत होत्या.

डायलिसिस रुग्णांसाठी पोषण सरलीकृत आणि प्रत्यारोपणाच्या रुग्णांसाठी पोषण सरलीकृत नावाच्या पुस्तकांच्या त्या लेखिका आहेत. या पुस्तकाच्या इंग्रजी आवृत्ती, इंडियन डायट्स इन किडनी डिसीजेस आणि त्याची हिंदी आवृत्ती, किडनी का स्वास्थ्य, हिंदुस्तानी स्वाद के साथ याच्या सह-लेखिका देखील आहेत.

मनोगत

प्रिय वाचक,

हे पुस्तक आपल्याला मूत्रपिंडाच्या आजारामध्ये आहाराची भूमिका काय आहे आणि पौष्टिकतेचे प्रत्येक घटक कसे व्यवस्थापित केले जाऊ शकतात, याबद्दल सखोल अंतर्दृष्टी प्राप्त करण्यास मदत करेल.

आपल्या आहारात आवश्यक बदल करण्यासाठी हे पुस्तक आपल्याला व्यावहारिक सूचना देखील देईल.

या पुस्तकाद्वारे, आमचा हेतू संघर्षशील रूग्णांपर्यंत तसेच त्यांची सुश्रुषा करणाऱ्यांपर्यंत आहाराचा सल्ला पोहोचवण्याचा आहे.

तथापि, या पुस्तकात फक्त सामान्य आहारविषयक सूचना आहेत, म्हणून हे समजून घेणे महत्त्वाचे आहे कि, आहारातील सूचना प्रत्येक रुग्णाला वेगवेगळ्या असू शकतात, कारण प्रत्येक व्यक्ती वेगळी असते.

हे पुस्तक आहारतज्ञांच्या आहारातील सल्लामसलतीची जागा घेऊ शकत नाही.

भाग 1
किडनी चे आजार
डॉ. अश्विनीकुमार खांडेकर

अनुक्रमणिका

किडनी ची संरचना आणि कार्य

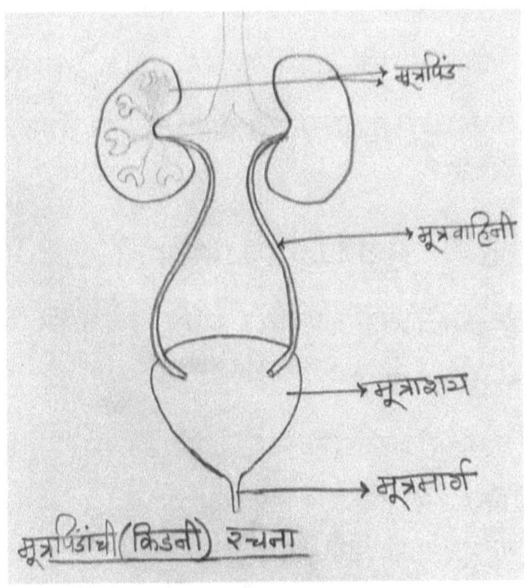

आपल्या शरीरात दोन मूत्रपिंड (किडनी) आहेत.

ते पोटाच्या मागील बाजूस (रिट्रो-पेरिटोनियम, मागे) स्थित आहेत.

चवळीच्या (उसळीच्या) दाण्यांच्या आकाराची ही एक जोडी आहे.

* प्रत्येक मूत्रपिंडात -

  - एक फिल्टरिंग भाग (नेफ्रॉन आणि नलिका) आणि

  - एक एकत्रीकरण भाग (छोट्या ट्यूब एकत्रित करणारा भाग) असे दोन मुख्य भाग असतात.

नलिका एकत्र होतात आणि प्रत्येक मूत्रपिंडाच्या पेल्विस नावाच्या मधल्या जागेत उघडतात.

पेल्विस पुढे मूत्रवाहिनीच्या रुपाने मूत्रपिंडाच्या बाहेर निघते.

दोन्ही मूत्रवाहिनी मूत्राशयात उघडतात.

मूत्राशयातून निघून, मूत्रमार्गाद्वारे मूत्र शरीराबाहेर निघते.

पुरुषांमध्ये, मूत्रमार्गाच्या सुरूवातीस, मूत्राशयाच्या खाली, प्रोस्टेट ग्रंथी असते.

मूत्रपिंडांची कार्यप्रणाली

मूत्रपिंडाच्या सर्वात लहान कार्यरत युनिटला 'नेफ्रॉन' म्हणतात.

प्रत्येक नेफ्रॉन मध्ये -

* एक ग्लोमेरुलस (फिल्टर) आणि

* प्रॉक्झिमल ट्यूब्यूल, लूप ऑफ हेनले आणि डिस्टल ट्यूब्यूल अशी एक साखळी असते.

डिस्टल ट्यूब्यूल एकत्रित नलिकेत (कलेक्टिंग डक्ट) मध्ये उघडतात.

ग्लोमेरुलस अफेरन्ट आणि इफेरन्ट या शुध्द रक्तवाहिन्यांच्या जाळ्यामुळे तयार होते.

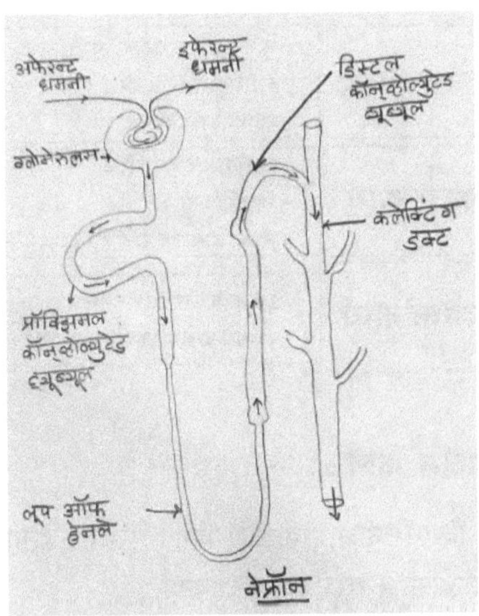

प्रॉक्झिमल ट्यूब्यूल या भागात रक्तातील प्लाझमा (पेशी विरहित द्रव) चे शुध्दीकरण - फिल्ट्रेशन होते.

ट्यूबमध्ये पुन्हा पाण्याचा एक मोठा भाग आणि सर्व आवश्यक सामग्री फिल्टर होतात.

केवळ रक्तातील कचरा आणि अपायकारक रसायने कलेक्टिंग डक्ट पर्यंत पोहोचतात. अखेरीस मूत्राच्या माध्यमातून शरीराबाहेर टाकले जाते.

मूत्रपिंडांचे कार्य

मूत्रपिंडातील कार्य मोठ्या प्रमाणात उत्सर्जन, उत्पादन आणि नियामकांमध्ये विभागली जाऊ शकतात.

उत्सर्जन कार्य	• युरिया, क्रिएटिनीन, पोटॅशियम, ऍसिड • शरीरातील अतिरिक्त पाणी • औषधे आणि विषारी पदार्थ
उत्पादन कार्य	• हॉर्मोन, एरिथ्रोपोएटिन • व्हिटॅमिन डी • साखर उत्पादन (ग्लूकोनियोजेनेसिस)
नियामक कार्य	• रक्तदाब नियमित करणे • रक्ताचे प्रमाण नियमित करणे

मूत्रपिंड उत्सर्जन कार्य

* युरिया, क्रिएटिनीन, पोटॅशियम, ऍसिड इत्यादी शरीरात तयार झालेला कचरा बाहेर टाकणे.

* शरीरातून अतिरिक्त पाणी काढून टाकणे.

* औषधे आणि विषारी द्रवांना बाहेर काढणे.

मूत्रपिंड उत्पादन कार्य

* लाल रक्तपेशी (आरबीसी) च्या अस्तित्वासाठी हॉर्मोन एरिथ्रोपोएटिन चे उत्पादन करणे.

* हाडांच्या आरोग्यासाठी आणि कॅल्शियम शोषणासाठी आवश्यक व्हिटॅमिन डी तयार करणे.

* उपासमारीच्या वेळी रक्तातील साखरेचे प्रमाण राखण्यासाठी यकृत (Liver) मध्ये ग्लुकोज (ग्लूकोनियोजेनेसिस) तयार करणे.

मूत्रपिंड नियामक कार्य

* रक्तदाब नियमित करणे.

★ सोडियम शोषण किंवा उत्सर्जन यांच्याद्वारे रक्ताचे प्रमाण नियमित करणे.

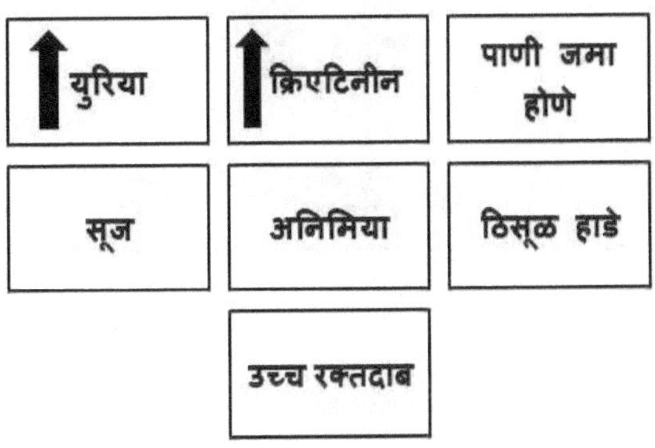

जेव्हा मूत्रपिंड निकामी होतात, तेव्हा वरील सर्व कार्ये बिघडतात आणि खालील स्वरूपात आढळून येतात -

★ युरिया, क्रिएटिनीन शरीरात जमा होतात आणि रक्तात सामान्य स्तरापेक्षा अधिक प्रमाणात आढळतात.

★ डोळ्यांच्या खाली आणि पायांवर सूज येते कारण उतींमध्ये पाणी साठते.

★ एरिथ्रोपोएटिन तयार होत नाही आणि म्हणून अशक्तपणा, अनिमिया विकसित होतो.

★ व्हिटॅमिन डी तयार होत नाही आणि म्हणून हाडे कमकुवत होतात (रिनल ऑस्टियोडिस्ट्रोफी).

★ रक्तदाब असामान्यपणे उच्च (उच्च रक्तदाब) होतो.

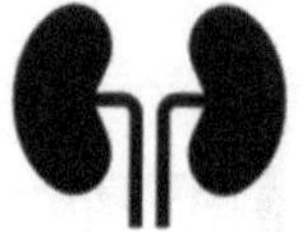

क्रॉनिक किडनी डिसीज

क्रॉनिक किडनी डिसीज (सीकेडी) -

जेव्हा किडनीच्या रचनेत किंवा कार्यात एखादी विकृती येते, तीन महिने किंवा त्याहून अधिक काळ, तेव्हा त्याला क्रॉनिक किडनी डिसीज (सीकेडी) असे म्हणतात.

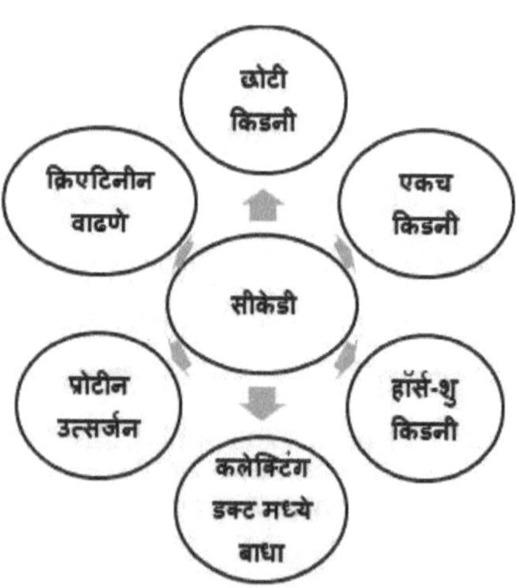

सीकेडी होण्याची प्रमुख कारणे

संरचनात्मक विकृती -

* लहान आकाराची किडनी

* एकच किडनी (जन्मापासूनच शरीरात एकच किडनी असणे)

* हॉर्स-शु किडनी (दोन्ही किडनी घोड्याच्या नालेसारख्या जोडलेल्या असणे)

* मूत्र-संकलन प्रणालीचे अडथळे इ.

कार्यात्मक विकृती -

* मूत्रात जास्त प्रोटीन उत्सर्जन

* रक्तामध्ये क्रिएटिनीन वाढणे इ.

क्रॉनिक किडनी डिसीज (सीकेडी) चे निदान कसे केले जाते?

रक्तातील क्रिएटिनीन वाढणे

रक्तातील क्रिएटिनीनचे प्रमाण - किडनीच्या कार्याचे एक संवेदनशील आणि विशिष्ट मार्कर (चिन्हक) असते.

क्रिएटिनीन आपल्या स्नायूंमधून रक्तामध्ये सोडले जाते.

ज्यांच्या स्नायूंचे वजन अधिक, त्यांच्या रक्तात क्रिएटिनीनचे प्रमाण जास्त असते.

सर्वसाधारणपणे क्रिएटिनीन शरीरातून मूत्राद्वारे बाहेर पडते.

रक्तातील शुद्धिकरणाच्या वेळी - किडनी - इतर अन्य कचरा उत्पादनांसह (waste products) - क्रिएटिनीन देखील बाहेर टाकते.

जेव्हा किडनी असामान्यपणे कार्य करीत असतात, तेव्हा रक्तातील क्रिएटिनीनची पातळी वाढते.

वारंवार तपासणी केल्यावर, जेव्हा रक्तातील क्रिएटिनीनची वाढ कमीतकमी तीन महिन्यांपर्यंत कायम असते, तेव्हा त्याला क्रॉनिक किडनी डिसीज (सीकेडी) म्हणतात.

रक्ताच्या चाचणीमध्ये, रक्तातील क्रिएटिनीनची सामान्य पातळी -

* पुरुष - 0.7 - 1.1 मिमी प्रति डेसिलिटर
* महिला - 0.6 - 0.9 मिमी प्रति डेसिलिटर

ही सामान्य पातळीची मूल्ये वेगवेगळ्या प्रयोगशाळांमध्ये भिन्न असू शकतात.

एकाच व्यक्तीच्या रक्ताच्या नमुन्यांच्या चाचणीचे निकाल - दोन प्रयोगशाळांमध्ये - भिन्न असू शकतात.

लक्षात ठेवावे, दोन्ही किडन्यांची मिळून एकूण कार्यक्षमता 90% संपेपर्यंत किडनीच्या आजाराची लक्षणे दिसून येत नाहीत.

म्हणूनच, ज्या रोगांमध्ये रूग्णांच्या किडनीवर परिणाम होऊ शकतो, जसे

* मधुमेह
* उच्च रक्तदाब
* हृदयरोग
* लठ्ठपणा

त्यांनी सुरुवातीच्या टप्प्यातच रक्तामध्ये क्रिएटिनीनची चाचणी करून घ्यावी.

सोनोग्राफीवर किडनीचा आकार लहान (9.0 सेमीपेक्षा कमी) असल्यास ते क्रॉनिक किडनी डिसीज असल्याची पुष्टी करते.

ग्लोमेरुलर फिल्ट्रेशन रेट (जी.एफ.आर.) (केशिकागुच्छीय निस्पंदन दर) -

ग्लोमेरुलर फिल्ट्रेशन रेट - किडनी च्या कार्यक्षमतेचे प्रमाण आहे.

हा दर सूचित करतो की दोन्ही किडनी - दर मिनिटाला किती रक्तामधून - कचरा (युरिया, क्रिएटिनीन) साफ करू शकतात.

एका सूत्राच्या मदतीने आपण जी.एफ.आर. मोजू शकतो -

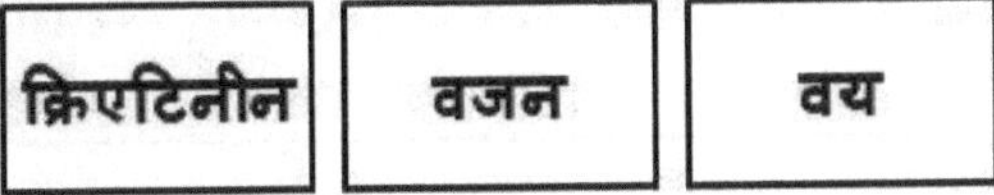

* रक्तातील क्रिएटिनीन चे प्रमाण

* रुग्णाचे वजन

* रुग्णाचे वय

ही मापदंडे एका सूत्रामध्ये घालून मिळवलेल्या परिणाम-संख्येला **एस्टिमेटेड जी.एफ.आर. (ई-जीएफआर)** असे म्हणतात.

ई-जीएफआर चे सामान्य निरोगी आकडे या मापदंडांवर अवलंबून असतात - रुग्णाची प्रजाती आणि त्याच्या खानपानाच्या पद्धतींवर.

पाश्चात्य देशांमध्ये ते प्रति मिनिट 100 - 125 मिली आहे.

भारतीयांमध्ये, जिथे उंची कमी आहे, स्नायू कमी विकसित असतात आणि जेवण प्रामुख्याने शाकाहारी असते, ई-जीएफआर सामान्यत: 100 मिली प्रति मिनिट पेक्षा कमी आढळतो.

तथापि, रुग्णाचे वय, प्रजाती किंवा शरीराचे आरोग्य लक्षात न घेता, प्रति मिनिट 60 मि.ली. पेक्षा कमी आकडा असामान्य (ॲबनॉर्मल) मानले जाते.

क्रॉनिक किडनी डिसीज (सीकेडी) च्या स्टेजेस (टप्पे) -

जी.एफ.आर. च्या आधारे, नॅशनल किडनी फाऊंडेशनने, सीकेडीचे 5 टप्पे केले आहेत -

सीकेडी ची स्टेज	जी.एफ.आर.(मिलि प्रति मिनिट)
स्टेज 1	90 पेक्षा जास्त, परंतु संरचनात्मक आणि जैव रासायनिक विकृती
स्टेज 2	60 - 89
स्टेज 3	30 - 59
स्टेज 4	15 - 29
स्टेज 5	15 पेक्षा कमी

क्रॉनिक किडनी डिसीज (सीकेडी) होण्याची कारणे -

जगभरातील किडनीच्या आजाराचे सर्वांत सामान्य कारण म्हणजे-

1. **मधुमेह**

   पाश्चात्य देशांमधील दुसरे आणि तिसरे कारण आहे -

2. **उच्च रक्तदाब**

3. **क्रॉनिक ग्लोमेरुलोनेफ्राइटिस**

भारतातील कारणे -

1. **मधुमेह**

2. **अज्ञात कारण** - भारताच्या सीकेडी रजिस्ट्रीच्या ताज्या आकडेवारीनुसार दुसरे सामान्य कारण म्हणजे '**अज्ञात कारण**'.

   बहुधा 'अज्ञात कारण' असे म्हटले जाते कारण,

   ✶ रोग निदानाची वेळ - रोगाचे निदान होते, तेव्हा हा रोग प्रगत अवस्थेत पोहोचलेला असतो.

   ✶ त्यावेळी मूळ कारण स्थापित करणे कठीण होते.

3. **क्रॉनिक ट्युब्युलो-इन्टरस्टीशियल डिसीज (सीटीआयडी)** - आणखी एक सामान्य कारण आहे.

   ✶ सीटीआयडीचा एक घटक म्हणजे वेदनाशामक औषधांचा अति वापर.

   ✶ काही वेदनाशामक औषधे - जी औषधांच्या दुकानात - डॉक्टरांच्या प्रिस्क्रिप्शनशिवाय सुध्दा सहज मिळतात. **ओवर-द-काउंटर मेडीकेशन्स.** ही औषधे डोकेदुखी, गुडघेदुखी, दातदुखी इ. दुखण्यांवरचा झटपट उपाय म्हणून वापरली जातात. बराच काळ या औषधांचे सेवन केल्याने किडनीचे आजार वाढतात.

   ✶ आयुर्वेदिक औषधे, ज्यात जड धातू मिसळले जातात.

   ✶ अज्ञात रासायनिक घटकांपासून बनविलेली हर्बल औषधी.

   ✶ चायनीज हर्बल औषधी.

   यामुळे सीटीआयडी हा किडनीचा अपरिवर्तनीय आजार होऊ शकतो.

विडंबना म्हणजे, जेव्हा सीकेडीचे निदान होते, तेव्हा रुग्ण आणि त्यांचे कुटुंबीय बहुतेक वेळा ही पर्यायी औषधे घेत किडनी वाचविण्याचा प्रयत्न करतात, ज्यामुळे रोग आणखी वाईट, पुढील अवस्था गाठतो.

क्रॉनिक किडनी डिसीज (सीकेडी) ची लक्षणे -

हे लक्षात ठेवणे फार महत्त्वाचे आहे की, **क्रॉनिक किडनी डिसीज** आजाराच्या शेवटच्या टप्प्यापर्यंत, बऱ्याच वेळा लक्षणे आढळत नाहीत.

म्हणूनच सामान्यत: सीकेडीचे निदान रुग्णाच्या **स्टेज 4** किंवा **स्टेज 5** मध्ये होते.

लक्षणे अशी-

* थोडेसे काम करून थकल्यासारखे वाटणे

* अशक्तपणा

* भूक न लागणे

* मळमळणे

* मूत्र कमी होणे

* रात्री मूत्र प्रमाणात वाढ होणे

* पायांवर सूज येणे

* काम करताना किंवा विश्रांती घेताना श्वास लागणे

* मनात संभ्रम असणे - टु बी ऑर नॉट टु बी - सारखे, परंतु साहित्याशी निगडीत नाही.

क्रॉनिक किडनी डिसीज (सीकेडी) मध्ये भेडसावणाऱ्या मुख्य समस्या -

1. **अनिमिया - रक्ताची कमतरता, शरीरात अशक्तपणा -**

   * एरिथ्रोपोएटिन हॉर्मोन, जो किडनीमध्ये तयार होतो आणि सामान्य रक्ताच्या निर्मितीसाठी आवश्यक असतो, कमी स्राव झाल्यामुळे रक्ताची कमतरता दिसून येते.

   * एरिथ्रोपोएटिनची कमतरता, याव्यतिरिक्त शरीरात लोह धातूची कमतरता (आयर्न), आहारात पोषक तत्वांची, व्हिटॅमिन्सची कमतरता - हे सर्व अशक्तपणा वाढण्यास कारणीभूत ठरतात.

2. **हाडांचे विकार -**

   * याचे कारण आहे - कॅल्शियम, फॉस्फोरसची विषमता आणि सक्रिय व्हिटॅमिन डी चे कमी उत्पादन.

3. **कुपोषण**

4. **अम्लमयता (ॲसिडोसिस) -**

   * किडनीद्वारे तयार केलेल्या बायकार्बोनेटची कमतरता किंवा शून्य उपलब्धतेमुळे, शरीरात तयार झालेल्या ॲसिडवर काही परिणाम होत नाही (ॲसिड निष्फळ करणे बंद होणे) - या स्थितीस ॲसिडोसिस म्हणतात.

   * ॲसिडोसिसचा रक्तदाब, हृदय, हाडे आणि स्नायूंवर परिणाम होतो आणि तो बराच काळ टिकला तर अपायकारक ठरतो.

* रक्ताची विशिष्ट तपासणी केल्याशिवाय ॲसिडोसिस ओळखणे कठीण आहे, कारण त्याची लक्षणे खूप उशीरा दिसून येतात.

क्रॉनिक किडनी डिसीज (सीकेडी) ची तपासणी

किडनी रोगाचा धोका असलेल्या कोणत्याही रुग्णाला किडनीच्या आजाराचे लवकर निदान करण्यासाठी तपासणी करणे आवश्यक आहे.

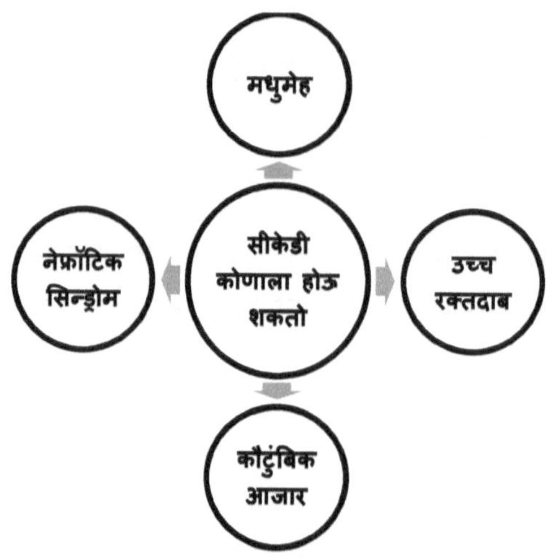

सीकेडी कोणाला होऊ शकतो

* ज्यांना मधुमेह आहे.

* ज्यांना उच्च रक्तदाब आहे.

* ज्यांच्या कुटुंबात किडनीचा आजार (अनुवंशिक) आहे.

* ज्यांना पूर्वी किडनीचा आजार होता - नेफ्रॉटिक सिंड्रोम.

जर एखाद्या व्यक्तीचे आरोग्य तपासणी (हेल्थ चेकप) पॅकेज होत असेल तर नेहमी त्या पॅकेजमध्ये किडनीच्या आजाराची तपासणी समाविष्ट असल्याचे सुनिश्चित करावे.

आपल्याकडे वरीलपैकी कोणतेही लक्षण किंवा धोक्याचे निशाण असल्यास किंवा नसले तरीही आपण किडनीची तपासणी करून घ्यावी.

3

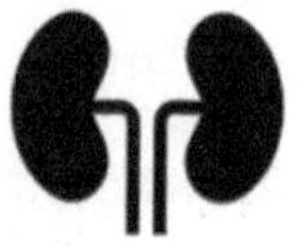

क्रॉनिक किडनी डिसीज (सीकेडी) चा उपचार

"पी हळद आणि हो गोरी" तसेच "खा गोळी आणि हो बरी" असे क्रॉनिक किडनी डिसीज (सीकेडी) मध्ये होत नाही.

क्रॉनिक किडनी डिसीज या किडनीच्या आजारावर कोणतीही गोळी नाही.

उपचार प्रणालीतील सर्वात महत्वाचे घटक म्हणजे -

* रक्तातील साखरेची पातळी आणि
* रक्तदाबांवर

'कडक नियंत्रण'

ब्लड प्रेशरसाठी आवश्यक, शिफारस केलेले लक्ष्य सक्रियपणे, काटेकोरपणे पाळले पाहिजेत.

बहुतेक रुग्ण 140 / 90 mmHg रक्तदाब प्राप्त करून समाधानी असतात.

रक्तदाब आणखी खाली आणण्याबद्दल त्यांना माहिती नसते.

हे बदलले पाहिजे आणि इष्टतम रक्तदाब नियंत्रण प्राप्त केले पाहिजे.

मधुमेहाच्या रुग्णांमध्ये, रक्तदाबाचे लक्ष्य 130 / 80 mmHg आहे आणि जर त्यांच्या मूत्रातून प्रोटीन्स जात असल्यास, त्यांचे रक्तदाब लक्ष्य 125 / 75 mmHg आहे.

रिकाम्या पोटीची रक्तातील साखरेचे प्रमाण (फास्टिंग ब्लडशुगर) 90 - 110 mg% दरम्यान असावे आणि कधीही 120 mg% पेक्षा जास्त नसावे.

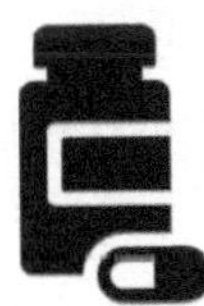 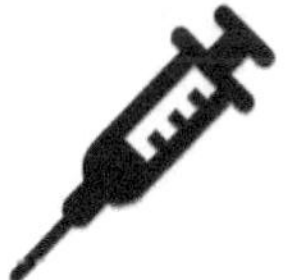

किडनीच्या आजारात अनिमिया, अशक्तपणाचा उपचार

येथे पहिली दक्षता म्हणजे लोह (आयर्न) देणे.

क्रॉनिक किडनी डिसीज (सीकेडी) रूग्णांमध्ये, शरीरात लोहाचे भंडार बऱ्याचदा कमी असतात.

सीकेडीमध्ये, सुरुवातीच्या टप्प्यात, आयर्न-युक्त गोळ्या-औषधी या कमतरतेवर मात करण्यासाठी पुरेसे ठरू शकतात.

परंतु प्रगत टप्प्यात आयर्नची कमतरता वाढते. गोळ्या बऱ्याच वेळा अपुऱ्या असतात. अशा परिस्थितीत, आयर्न रक्तादवारे दिले जाते - इन्ट्राविनस किंवा सलाईन आणि संपूर्ण कमतरता एक किंवा दोन दिवसात सुधारली जाऊ शकते.

विशिष्ट कमतरता म्हणजे एरिथ्रोपोएटीनची अनुपस्थिती असल्यामुळे एरिथ्रोपोएटिन इंजेक्शन सुरू करणे म्हणजे सीकेडीमधील अशक्तपणाचा मूलभूत उपचार होय. हे इंजेक्शन

त्वचेखाली (सबक्युटेनियस) दिले जाते. डार्बेपॉईटिन हा एरिथ्रोपोएटीनला एक पर्याय आहे.

अद्याप डायलिसिसवर नसलेल्या रूग्णांना आठवड्यातून एकदा एरिथ्रोपोएटिन इंजेक्शन दिले जाते आणि हिमोडायलिसिस वर असलेल्यांना आठवड्यातून दोन ते तीन वेळा हे एरिथ्रोपोएटिन इंजेक्शन दिले जाते.

अलीकडच्या काळातील, वैद्यकीय संशोधनातील सर्वात मोठी उपलब्धी म्हणजे एरिथ्रोपोएटिन इंजेक्शनला तोंडी पर्याय विकसित करणे. शरीरात अंतर्जात उपलब्ध एरिथ्रोपोएटिनचे उत्पादन वाढवण्यास मदत करणारा औषधांचा एक नवीन वर्ग आता भारतातही मोठ्या प्रमाणावर उपलब्ध आहे. भारतीय लोकसंख्येमध्ये त्यांचा विस्तृत अभ्यास केला गेला आहे आणि ते सुरक्षित आणि प्रभावी असल्याचे आढळले आहे. एरिथ्रोपोएटिन इंजेक्शनच्या तुलनेत मासिक खर्च देखील कमी आहे. नेफ्रॉलॉजिस्ट आता त्यांच्या रुग्णांना या तोंडी औषधांकडे वळवत आहेत. डेसीडुस्टॅट (Desidustat) भारतात उपलब्ध आहे आणि लवकरच डॅप्रडुस्टॅट (Dapradustat) आणि रोक्झडुस्टॅट (Roxadustat) सारखी इतर औषधे देखील येत आहेत.

सीकेडीच्या रूग्णात 11 ते 12 g/dL हीमोग्लोबिन वाढविणे हे लक्ष्य आहे.

एरिथ्रोपोएटिनचे औषधे किंवा इन्जेक्शनचे प्रमाण, हीमोग्लोबिन 12 g/dL पर्यंत वाढल्यावर, कमी केले जाते.

एरिथ्रोपोएटिन बरोबर व्हिटॅमिन बी6, बी12 आणि फोलिक ॲसिड दिल्यावर सीकेडीमध्ये अशक्तपणाचा, अनिमियाचा उपचार सुफळ-संपन्न-पूर्ण होतो.

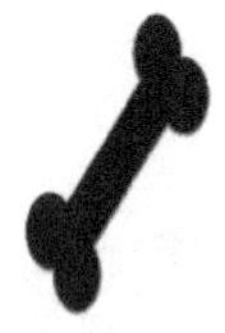

क्रॉनिक किडनी डिसीज (सीकेडी) मध्ये हाडांच्या विकारांवर उपचार

सीकेडीमध्ये प्रगत स्तरावर रक्तातील फॉस्फोरसची पातळी बऱ्याचदा वाढते.

ही मुख्य अन्नासह दिलेल्या - फॉस्फेट बाइंडिंग एजंट - या औषधाने बरी केली जाते.

जर कॅल्शियम कमी असेल तर कॅल्शियमयुक्त गोळ्या दिल्या जातात.

सीकेडी स्टेज 4 आणि 5 मध्ये पॅराथाइरॉइड हॉर्मोनची रक्तातील पातळी बऱ्याचदा वाढलेली असते.

यावर उपचार अतिशय विचारपूर्वक आणि पद्धतशीरपणे करायला हवा - ज्यामध्ये फॉस्फोरसचा स्तर कायम राखणे, कॅल्शियम आणि सक्रिय व्हिटॅमिन डी देणे आणि 'सिनाकैल्सेट' या गोळीचा समावेश आहे.

क्वचितच, हाडांच्या बायोप्सीची देखील आवश्यकता भासू शकते.

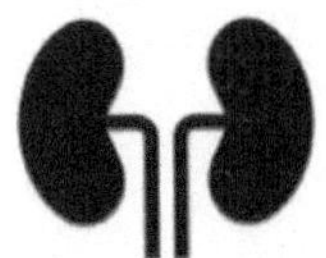

क्रॉनिक किडनी डिसीज (सीकेडी) मध्ये अम्लमयता (ॲसिडोसिस) वर उपाय

ॲसिड (आम्ल) ला निष्फळ करण्यासाठी अल्कली (क्षार) ची आवश्यकता असते.

सोडियम बायकार्बोनेट - हा क्षार - गोळ्यांच्या रूपात उपलब्ध आहे.

2 - 5 गोळ्या, दिवसातून 3 - 5 वेळा, जेवणानंतर घ्याव्या लागतात.

एकदा डायलिसिस सुरू झाल्यानंतर, डायलिसिसच्या द्रवामधून बायकार्बोनेट उपलब्ध होतो.

डायलिसिस -

एस्टिमेटेड ग्लोमेरुलर फिल्ट्रेशन रेट (ई.जीएफआर, eGFR) (अनुमानित केशिकागुच्छीय निस्पंदन दर) 10 मिलिलिटर / मिनिट पेक्षा कमी असल्यास डायलिसिसची आवश्यकता असते.

किडनी प्रत्यारोपण -

एस्टिमेटेड ग्लोमेरुलर फिल्ट्रेशन रेट (ई.जीएफआर) (अनुमानित केशिकागुच्छीय निस्पंदन दर) 15 मिलिलिटर / मिनिट आल्यावर किडनी प्रत्यारोपण केले जाऊ शकते.

4

मधुमेह आणि किडनी रोग (डायबिटिक किडनी डिसीज)

जगातील किडनीच्या आजारांमध्ये भारत पहिल्या क्रमांकावर आहे.

या अग्रेषित स्थानाचे सर्वांत मुख्य कारण म्हणजे -

भारतीयांमध्ये मधुमेहाचे वाढते प्रमाण.

मधुमेहाचे दोन प्रकार आहेत -

1. **टाइप 1 मधुमेह - इन्शुलिन डिपेंडंट डायबिटीज मेलिटस (आई. डी. डी. एम.)**

   ✸ हा मधुमेह बालपणापासून असतो.

   ✸ रक्तातील साखरेच्या नियंत्रणासाठी हा मधुमेह फक्त **इन्शुलिन** वर अवलंबून असतो.

2. **टाइप 2 मधुमेह - नॉन-इन्शुलिन डिपेंडंट डायबिटीज मेलिटस (एन. आई. डी. डी. एम.)**

   ✸ साधारणत: 30 वर्षांपेक्षा जास्त वयाच्या प्रौढांमध्ये हा मधुमेह दिसून येतो.

* तोंडी औषधोपचारांद्वारे यावर उपचार केले जाऊ शकतात.

आता आपण मधुमेहात आढळणाऱ्या किडनीच्या समस्यांविषयी चर्चा करूया, रोगाच्या सुरूवातीच्या कालावधित त्या समस्यांना कसे शोधून काढायचे आणि ऊपचार सुरू करायचे -

डायबिटिक किडनी डिसीज म्हणजे काय?

जेव्हा रक्तातील साखरेची पातळी

* असामान्यपणे,

* अधिक कालावधीसाठी,

* उच्च असते,

त्यामुळे किडनीला रक्त पुरवणाऱ्या लहान रक्तवाहिन्यांमध्ये बदल होतो.

हा बदल किडनीच्या ग्लोमेरुलस मधील रक्तवाहिन्यांवर लक्षणीय परिणाम घडवतो आणि त्यांची कार्यक्षमता कमी करतो.

प्रभावित ग्लोमेरुलर फिल्टरच्या गळतीमुळे मूत्रातील प्रोटीनचे प्रमाण वाढते.

जर वेळीच उपचार केले गेले नाहीत, तर किडनीच्या फिल्टरचे होणारे नुकसान कार्य सुरु असल्यामुळे, किडनीची कार्य कमी होऊ लागतात, किडनीज् निकामी होण्यास सुरवात होते.

जेव्हा किडनीची कार्यक्षमता 10% पेक्षा कमी होते, तेव्हा कृत्रिमरित्या, रक्त शुद्ध करण्यासाठी, डायलिसिसची आवश्यकता असते.

तथापि, जर रक्तातील साखरेवरील नियंत्रण त्वरेने आणि सतत गाठले गेले, तर निश्चितच दीर्घ कालावधीसाठी हे नुकसान रोखता येते.

मधुमेहाचे परिणाम दोन्ही किडनींवर दिसून येतात का?

होय.

जेव्हा किडनी फेल झाली असे म्हणतात, तेव्हा दोन्ही किडनी निकामी होतात का?

होय. जेव्हा आपण असे म्हणतो की किडनी निकामी होत आहे, तेव्हा दोन्ही किडनी निकामी होण्याविषयी बोलले जात आहे. रक्तवाहिन्यांमधील बदल दोन्ही किडनींमध्ये तितकेच दृश्यमान असतात.

हे सर्व आपण सुरुवातीच्या कालावधीतच हेरु शकतो का?

मूत्रात प्रोटीन गळती सुरु होण्यापूर्वीच किडनी मध्ये - ग्लोमेरुलस (फिल्टर) मध्ये - सूक्ष्म बदल दिसून येतात.

लघवीतून प्रोटीनची गळती फारच कमी प्रमाणात होत असते. हे केवळ विशेष चाचण्यांद्वारे तपासले जाऊ शकते.

याला 'माइक्रोअल्बुमिनुरिया' चरण म्हणतात.

याच टप्प्यावर, किडनी खराब होण्यापूर्वी, हस्तक्षेप केल्यास, चांगले परिणाम दिसतात.

या सुरुवातीच्या टप्प्यावर, किडनीची गाळण्याची क्षमता (फिल्ट्रेशन कॅपॅसिटी) मोजली गेली तर ती सामान्यापेक्षा जास्त असल्याचे आढळून येईल. हा विरोधाभास आहे. या स्तरावर हस्तक्षेप केल्यास गंभीर नुकसान टाळता येऊ शकते.

हा रोग कसा वाढतो?

माइक्रोअल्बुमिनुरिया अवस्थेनंतर, पुढील 5 ते 10 वर्षांपर्यंत, हळूहळू, मूत्रात प्रोटीन गळती वाढतच जाते.

जेव्हा सर्व ग्लोमेरुली (फिल्टर) ची अपरिवर्तनीय क्षति होते, तेव्हा किडनी निकामी होणे अंतिम टप्प्यात येते.

याला उन्नत किडनी विफलता (एडवान्स्ड किडनी फेल्यौर) असे म्हणतात.

जर या पातळीवर हस्तक्षेप केला नाही तर किडनीचे कार्य कमी होत जाते.

म्हणूनच मधुमेहामध्ये किडनीच्या नुकसानाची स्थिती जाणून घेणे खूप महत्वाचे आहे.

स्क्रिनिंग, तपासणी खूप महत्वाची आहे.

टाइप 1 मधुमेहामध्ये, 5 ते 15 वर्षांच्या निदानानंतर सुमारे 10 - 20% रुग्ण या टप्प्यावर पोहोचतात.

टाइप २ मधुमेहामध्ये, निदानाच्या वेळी, ही गुंतागुंत आधीच अस्तित्वात असते.

कधीकधी किडनी निकामी होणे प्रथम लक्षात येते आणि तपासणीनंतर मधुमेह असल्याचे आढळते.

मधुमेहाच्या रुग्णांमध्ये, किडनीवर परिणाम होऊ लागला आहे असे सूचित करणारे एक लक्षण म्हणजे - जेव्हा किडनी निकामी होऊ लागते, तेव्हा रक्तशर्करा (ब्लडशुगर) नियंत्रण सुधारु लागते.

इन्शुलिन किंवा गोळ्यांची आवश्यकता कमी होऊ लागते.

कारण असे की, रक्तातील साखरेची पातळी कमी करणारा आणि किडनीद्वारे सामान्यतः नष्ट केला जाणारा इन्शुलिन हॉर्मोन, किडनीच्या कार्यात बिघाड झाल्यामुळे नष्ट होत नाही आणि रक्तातील इन्शुलिनच्या पातळीत वाढ होते. कधीकधी

रक्तातील साखर (ब्लड शुगर) इतकी कमी होते की रुग्णाला रुग्णालयात दाखल करावे लागू शकते.

म्हणूनच, जेव्हा एखादी व्यक्ती दीर्घ काळापासून मधुमेह-ग्रस्त आहे आणि आता त्यांची रक्तातील साखर (ब्लडशुगर) नियंत्रणात असते किंवा पुनः पुन्हा कमी होते, तेव्हा डॉक्टरांच्या मनात किडनीवर मधुमेहाच्या परिणामांबद्दल शंका उत्पन्न व्हायला हवी.

डोळे मधुमेहाशी कसे संबंधित आहेत?

किडनीच्या लहान रक्तवाहिन्यांवर मधुमेहामुळे ज्या प्रकारे परिणाम होतो, त्याच प्रकारे डोळ्यांच्या छोट्या रक्तवाहिन्यांवर देखील परिणाम होतो.

नेत्ररोग तज्ज्ञांकडे, एका बाह्य रुग्ण विभाग (आउट पेशंट डिपार्टमेंट, ओ. पी. डी.) चाचणीद्वारे याची तपासणी केली जाते.

डोळे आणि किडनी जवळजवळ एकाच वेळी मधुमेह ग्रस्त होतात.

मधुमेहामुळे डोळ्यांच्या रक्तवाहिन्यांमध्ये बदल दिसल्यास किडनीची तपासणी देखील आवश्यक आहे.

जेव्हा किडनीमध्ये बदल दिसतात, तेव्हा डोळ्यांमधील मधुमेहासंबंधी बदल जाणून घेणे आवश्यक आहे.

याउलट, जर मधुमेहाच्या रुग्णाच्या मूत्रात प्रोटीन्स जात असतील, परंतु डोळ्याच्या रेटिना मधील (डोळ्यातील पडदा) रक्तवाहिन्या निरोगी - सामान्य दिसत असतील, तर मूत्रातून प्रोटीन्स बाहेर पडण्याचे कारण बहुधा मधुमेह नसून दुसरे कारण देखील असू शकते. म्हणून इतर कारणांची चौकशी करणे आवश्यक आहे.

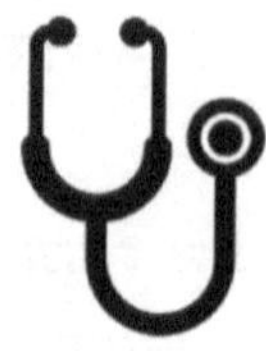

मधुमेह आणि उच्च रक्तदाब या दोघांचा काय संबंध आहे?

मधुमेहाच्या रुग्णांमध्ये अनेकदा उच्च रक्तदाब आढळून येतो.

मधुमेहामध्ये अनियंत्रित रक्तदाब, किडनीचा आजार वाढवतो.

फिल्टर आधीच प्रोटीन बाहेर टाकत, लीक करत असल्याने, अतिरिक्त दाब फिल्टरमध्ये उच्च रक्तदाबाच्या रूपात तयार होतो, ज्यामुळे प्रोटीन गळती वाढते.

जेव्हा उच्च रक्तदाबामध्ये अचानक, क्षणिक वाढ होते तेव्हा किडनीचे नुकसान सर्वाधिक होते. त्यांना सिव्हियर ब्लडप्रेशर स्पाइक्स म्हणतात. रुग्णालयात दाखल करण्याची वेळ येऊ शकते.

बऱ्याच वर्षांपासून असलेल्या उच्च रक्तदाबामुळे जे नुकसान होत नाही, ते रक्तदाब अचानक वाढीसह काही मिनिटांत होऊ शकते. म्हणूनच **'रक्तदाब नियंत्रण'** अत्यंत महत्त्वाचे आहे.

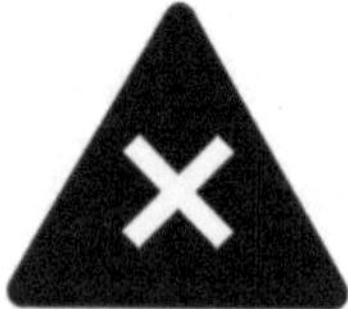

मधुमेहाच्या रुग्णांनी कोणती खबरदारी घ्यावी?

धूमपान निषेध	वेदनाशामक औषधे	मूत्र-मार्गातील संक्रमण

✴ धूम्रपान निषेध

✴ मधुमेह आणि किडनीचे रुग्णच नाही तर प्रत्येक व्यक्तीने 'धूम्रपान' काटेकोरपणे टाळले पाहिजे.

✴ धूम्रपानाचे घटक रक्तवाहिन्यांच्या अंतर्गत अस्तरांचे नुकसान करतात आणि त्यांचे प्रसरण मर्यादित करतात. रक्तवाहिन्या आकुंचन पावतात आणि कडक होतात.

✴ त्याच प्रकारे, किडनीच्या ग्लोमेरुलसमधील रक्तवाहिन्या संकुचित होतात आणि रक्त प्रवाह कमी होऊ लागतो.

✴ जर या रक्तवाहिन्या आधीच मधुमेहाने ग्रस्त असतील तर धूम्रपानातील धूराचे घटक त्यांना अधिक संकुचित करतात.

✴ धूम्रपान करणाऱ्यांमध्ये 'डायबिटिक किडनी डिसीज' दुप्पट वेगाने वाढतो.

✴ वेदनाशामक औषधे, ओवर-द-काउंटर मेडिकेशन्स, प्रिस्क्रिप्शनशिवाय केमिस्टकडे मिळणारी वेदनशामक औषधे

✴ किडनीच्या रुग्णांनी या औषधांपासून दूर राहावे.

✴ या औषधांमध्ये, एलर्जीद्वारे, किडनी खराब करण्याची क्षमता असते. किडनीवर घातक परिणाम होऊ शकतो.

✴ लवकर निदान झाल्यास, या नुकसानीमुळे होणारे किडनीतील बदल पूर्ववत केले जाऊ शकतात.

✴ जर या औषधांचा बराच काळ वापर केला गेला, तर किडनी मध्ये अपरिवर्तनीय बदल आणि नुकसान दिसून येते.

✴ असे नुकसान बरे होऊ शकत नाही.

✴ मूत्रमार्गातील संक्रमण-

✴ मधुमेहामध्ये, विशेषत: महिलांमध्ये, मूत्रमार्गातील संसर्ग होण्याची शक्यता जास्त असते.

✴ जर रक्तातील साखर योग्यरित्या नियंत्रित झाली आणि वैयक्तिक स्वच्छता व्यवस्थित राखली गेली, तर मूत्रमार्गातील जंतुसंसर्ग (इन्फेक्शन) होण्याची शक्यता कमी असते.

✴ हे बऱ्याचदा गंभीर असू शकते, कधीकधी किडनी मध्ये किंवा आजूबाजूला गळू किंवा पू (पिवळा द्रव) चा संग्रह दर्शवितो.

✴ अशा परिस्थितीत, शस्त्रक्रियेची आवश्यकता भासू शकते.

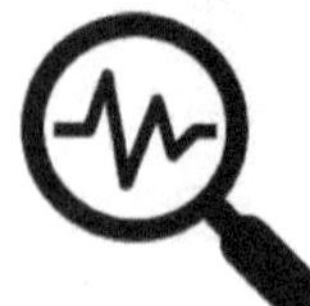

डायबिटिक - किडनी डिसीज आजाराचे निदान करण्यासाठी कोणत्या रुग्णांची तपासणी करावी?

सुरुवातीच्या काळात वेळीच तपासणी आणि निदान करणे अत्यंत महत्त्वाचे आहे.

जोपर्यंत मोठ्या प्रमाणात प्रोटीन मूत्रातून बाहेर सोडले जात नाही, तोपर्यंत कुठलीही लक्षणे दिसत नाहीत.

म्हणूनच, किडनीच्या आजाराचा धोका असलेल्या रुग्णांची तपासणी, निदान अत्यंत महत्त्वाचे ठरते.

मधुमेह, टाइप 1 किंवा टाइप 2 असो, निदानाच्या वेळी किडनीला झालेल्या नुकसानाची तपासणी करणे आवश्यक आहे.

या चाचणीमध्ये हे समाविष्ट असावे -

★ मूत्र चाचणीमध्ये प्रोटीन

★ रक्तातील क्रिएटिनीनचे प्रमाण

★ डोळ्यांच्या पडद्यामधील रक्तवाहिन्यांची स्थिती (रेटिना)

जेव्हा मधुमेहाची लक्षणे डोळ्यांत दिसतात आणि जर मूत्रात प्रोटीन आढळले नाही, तर 'माइक्रोअल्बुमिनुरिया' म्हणजे मूत्रातील सूक्ष्म प्रोटीनसाठी विशेष चाचणी केली जाते.

यावर उपचार काय आहेत?

कडक नियंत्रण -

★ **रक्तातील साखर (ब्लड शुगर) - फास्टिंग ब्लडशुगर -** अनोशापोटी तपासलेली रक्तातील साखर **90 - 110 mg%** असावी. ह्याला **120 mg%** च्या वर जाऊ देऊ नये.

★ **रक्तदाब (ब्लड प्रेशर) -** रक्तदाब नियंत्रित ठेवणे अत्यंत आवश्यक आहे.

नियंत्रण मर्यादेमध्ये राहण्यासाठी सर्वतोपरी प्रयत्न केले पाहिजेत.

140 / 90 mmHg वर एखाद्याचे समाधान होऊ नये, परंतु त्यास आणखी कमी करण्याचा प्रयत्न करावा.

रक्तदाब नियंत्रित ठेवण्यासाठी रुग्णांमध्ये जागरूकता निर्माण करणे आवश्यक आहे.

मधुमेहाच्या रुग्णांमध्ये ब्लड प्रेशरचे लक्ष्य **130 / 80 mmHg** असावे आणि ज्या रुग्णांमध्ये मूत्रात प्रोटीन बाहेर जात आहेत, त्यांच्यासाठी **125 / 75 mmHg** चे लक्ष्य ठेवले आहे.

रक्तदाबाचे लक्ष्य प्राप्त केल्यास किडनीचे नुकसान कमी होते.

जर दीर्घकाळापर्यंत रक्तदाब आणि रक्तातील साखर यांच्यावर नियंत्रण सातत्याने मिळविले गेले, तर मधुमेहामुळे होणाऱ्या किडनीच्या आजाराची सुरुवात आणि प्रगती बऱ्याच काळापर्यंत रोखली जाऊ शकते.

याद्वारे आपली कार्यक्षमता बऱ्याच काळासाठी राखली जाऊ शकते.

डायलिसिस किंवा मूत्रपिंड प्रत्यारोपण (किडनी ट्रान्स्प्लान्ट)-

डायलिसिस - जेव्हा किडनीचे कार्य सामान्यपेक्षा - 10% पेक्षा कमी असते - तेव्हा डायलिसिस सुरु करणे आवश्यक असते.

मूत्रपिंड प्रत्यारोपण (किडनी ट्रान्स्प्लान्ट) - जर वैद्यकीय आणि आर्थिकदृष्ट्या शक्य असेल तर मूत्रपिंड प्रत्यारोपणाचा विचार केला पाहिजे.

5

डायलिसिस

डायलिसिस ही अशी प्रक्रिया आहे ज्याद्वारे रक्तातील काही अनावश्यक घटक - एका दुसऱ्या माध्यमात मिसळून (डायलिझेट) रक्तातून बाहेर काढले जातात.

ही प्रक्रिया रक्त शुद्ध करते.

डायलिसिसची आवश्यकता कधी भासते?

जेव्हा दोन्ही किडनी कार्य करणे थांबवतात - कमी प्रमाणात किंवा पूर्णपणे - तेव्हा आपल्या शरीरात - कचरा, पाणी साचू लागते, जे लघवीमार्गे किडनीद्वारे बाहेर टाकले जाते.

शरीरात साचलेले हे कचरा, विषारी पदार्थ रक्तामध्ये धोकादायक पातळीवर साचतात.

अशावेळी कृत्रिम मार्गाने हे विषारी पदार्थ शरीरातून बाहेर काढले पाहिजेत.

तेव्हा डायलिसिसची आवश्यकता असते.

डायलिसिस सुरु करण्याचे संकेत -

डायलिसिस सुरु करण्याचा निर्णय खालीलप्रमाणे परिस्थितीत घेण्यात येतो -

✷ **एस्टिमेटेड जी.एफ.आर. (ई-जीएफआर)** जेव्हा 10 मिली. प्रति मिनिट होतो.

✷ जेव्हा किडनी निकामी झाल्याची लक्षणे दिसू लागतात -

लक्षणे अशी-

✓ थोडेसे काम केल्यावर थकल्यासारखे वाटणे

✓ अशक्तपणा

✓ भूक न लागणे

✓ मळमळ

✓ मूत्र कमी होणे

✓ पायावर सूज येणे

✓ श्वास लागणे

पुढील परिस्थितीत डायलिसिसची त्वरित सुरुवात करणे अनिवार्य असते -

✷ फुफ्फुसांमध्ये द्रव, पाणी जमा होणे

✷ तीव्र श्वास लागणे

✷ रक्तामध्ये पोटॅशियमचे प्रमाण खूप जास्त वाढणे, ज्यामुळे हृदयाचे कार्य अनियमित होणे

✷ रक्तस्त्राव होण्याचा धोका

✷ पेरीकार्डीयटिस - हृदयाच्या बाहेरील आवरणावर सूज येणे

✷ एन्केफॅलोपॅथी - विषारी पदार्थांच्या उच्च पातळीमुळे मेंदू एखाद्या भ्रमनिरास स्थितीत जाणे.

वरील परिस्थितीत डायलिसिसपासून दूर राहणे म्हणजे जीव धोक्यात घालण्यासारखे आहे.

डायलिसिसची पूर्व तयारी -

डायलिसिस प्रारंभ करणे सामान्यतः निवडक किंवा वैकल्पिक निर्णय असतो.

परिस्थितीसाठी तयार असणे शहाणपणाचे आहे.

आपल्याला पुढील गोष्टींकडे लक्ष देण्याकरीता नेफ्रॉलॉजिस्टच्या सतत संपर्कात राहिले पाहिजे -

* डायलिसिसच्या पद्धतींबद्दल जाणून घेण्यासाठी,

* डायलिसिसचा कोणता पर्याय स्वीकारायचा - रक्ताचे डायलिसिस (हिमोडायलिसिस) किंवा पोटाचे डायलिसिस (पेरिटोनियल डायलिसिस),

* ए. व्ही. फिस्टुला फॉर्मेशन नावाची एक छोटीशी शस्त्रक्रिया करणे. या फिस्टुलाला कार्यरत होण्यास कमीतकमी 6 आठवडे लागतात. शस्त्रक्रियेनंतर, त्या हाताचा व्यायाम देखील आवश्यक आहे, ज्यामुळे फिस्टुला कार्य करण्यास सुरवात होते.

* विशिष्ट संसर्गाविरूद्ध लसी घेणे.

रिनल रिप्लेसमेंट थेरपी ही एक प्रक्रिया आहे ज्यामध्ये किडनीच्या काही विशिष्ट किंवा सर्व कृती कृत्रिमरित्या पुनर्संचयित करण्यासाठी विविध पर्याय समाविष्ट केले जातात.

पर्याय असे-

* हिमोडायलिसिस (रक्ताचे डायलिसिस),

* पेरिटोनियल डायलिसिस (पोटाचे डायलिसिस),
* किडनी ट्रान्सप्लान्ट (किडनी प्रत्यारोपण).

आर्टेरियो-व्हिनस फिस्टुला (ए.व्ही.फिस्टुला) -

एस्टिमेटेड जी.एफ.आर. (ई-जीएफआर) जेव्हा 20 मिलि प्रति मिनिट पेक्षा कमी होतो, तेव्हा ए.व्ही. फिस्टुला करण्याची योग्य वेळ असते.

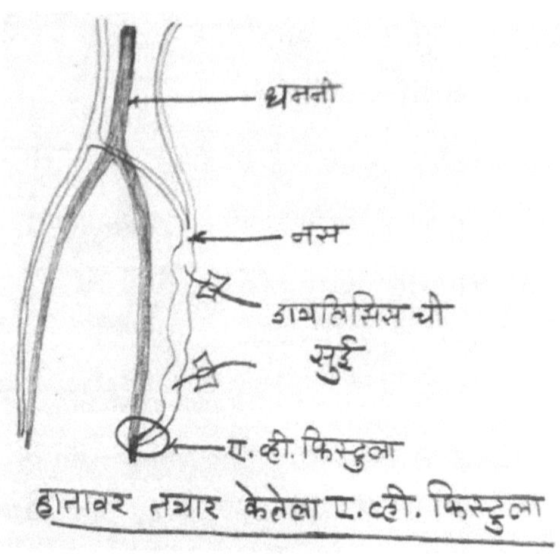

ही शस्त्रक्रिया का आवश्यक आहे?

शुध्द रक्तप्रवाह - रोहिणी किंवा धमन्यांमध्ये उच्च दाबाखाली असतो.

शिरांमध्ये रक्त कमी दाबाने वाहते.

सहसा चाचणीसाठी रक्त शिरांमधून घेतले जाते.

त्याचप्रमाणे, हिमोडायलिसिस करण्यासाठी सुई शिरांमध्ये घातली जाते.

परंतु, सामान्य नसांचा आकार आणि रचना पातळ आणि नाजूक असते.

प्रभावी डायलिसिससाठी **300 ते 500** मिली प्रति मिनिट वेगाने रक्तप्रवाह आवश्यक असतो.

असा प्रवाह आणि रक्तदाब धमन्यांमध्ये असतो.

हे देखील स्पष्ट आहे की धमनींमध्ये सुई-इंजेक्शन खूप असुरक्षित आहे, कारण यामुळे रक्तस्त्राव होऊ शकतो.

म्हणूनच, लहान शस्त्रक्रियेद्वारे धमनी आणि शिरा एकत्र केल्या जातात, जेणेकरून धमनीचा उच्च रक्तदाब आणि उच्च रक्तप्रवाह शिरेपर्यंत पोहोचावा.

शस्त्रक्रियेनंतर शिरा जाड होते. डायलिसिसची सुई जाण्यायोग्य बनते.

त्यामध्ये रक्तप्रवाह आवश्यक दाब आणि गतीसह देखील होतो.

शस्त्रक्रिया सहसा डाव्या मनगट किंवा डाव्या कोपरावर केली जाते.

जर एका हाताची नस मोठी नसेल तर दुसऱ्या हातावर शस्त्रक्रिया करावी लागते.

4 ते 6 आठवड्यांत नसा वाढतात आणि वापरासाठी तयार होतात.

6

हिमोडायलिसिस (एच. डी.)

हिमोडायलिसिस एक रक्त शुध्दिकरण प्रक्रिया आहे.

यात, रुग्णाच्या शरीरातून - कृत्रिम फिल्टरद्वारे - रक्ताभिसरण केले जाते.

हे फिल्टर रक्तातील अशुद्ध, विषारी पदार्थांना गाळते.

हे शुद्ध रक्त नंतर रुग्णाच्या शरीरात परत पाठवले जाते.

हिमोडायलिसिससाठी आवश्यक आहे -

* प्रवेश, प्रवेश बिंदू किंवा ठिकाण - रक्ताला शरीरात पंप करण्यासाठी - (कॅथेटर किंवा ए.व्ही. फिस्टुला),

* एक मशीन, जे रक्त पंप करेल आणि संपूर्ण प्रक्रियेचे परीक्षण करेल,

* डायलायझर नावाची एक कृत्रिम किडनी, जी रक्त शुद्ध करेल.

* डायलिझेट नावाचे एक द्रव, औषध, जे डायलिसिसच्या प्रक्रियेत एक प्रमुख सहाय्यक आहे.

हिमोडायलिसिससाठी सुई-प्रवेशाचे स्थान -

★ सामान्यपणे वापरला जाणारा आणि सर्वांत विश्वासार्ह आणि दीर्घकाळ टिकणारा म्हणजे **आर्टेरियो - व्हिनस किंवा ए.व्ही. फिस्टुला.** एस्टिमेटेड जी.एफ.आर. (ई-जीएफआर) जेव्हा 20 मिली प्रति मिनिटपेक्षा खाली येतो, तेव्हा ए.व्ही. फिस्टुला नावाचे ऑपरेशन करण्याची वेळ येते. यात कोणतीही कृत्रिम नळी वापरली जात नाही.

★ **आर्टेरियो - व्हिनस ग्राफ्ट** - ही कृत्रिम नळी आहे जी शस्त्रक्रियेनंतर धमनी आणि शिरा यांच्या दरम्यान ठेवली जाते. या ट्यूबमध्ये रक्ताचा प्रवाह जास्त वेगाने होतो. डायलिसिससाठी, इष्टतम रक्तप्रवाह सुनिश्चित करण्यासाठी या नळीमध्ये सुई घातली जाते. ही **ग्राफ्ट** तयार आणि कार्यान्वित होण्यासाठी दोन आठवडे लागतात.

★ **हिमोडायलिसिस कॅथेटर्स** - या नळ्या मानेच्या शिरात घातल्या जातात. काहीवेळा, विशेषत: आपात्कालीन परिस्थितीत, त्यांना जांघेच्या शिरेत घालावे लागते. जेव्हा फिस्टुला किंवा ग्राफ्ट शस्त्रक्रियेसाठी पुरेसा वेळ नसतो, तेव्हा कॅथेटर घातला जातो. त्यांचे दोन प्रकार आहेत -

   ▪ **'कफ'** नसलेले कॅथेटर - फक्त काही आठवड्यांसाठी वापरता येते. त्यानंतर **कॅथेटर** मध्ये संसर्गाचे प्रमाण वाढू शकते आणि रक्तप्रवाह कमी होतो.

   ▪ **'कफ'** वाले कॅथेटर्स किंवा पर्म कॅथ - एक छोटी शस्त्रक्रिया करून, त्वरित वापरात आणू शकतो. हे एका वर्षासाठी वापरले जाऊ शकते. जेव्हा ए.व्ही. फिस्टुलासाठी मनगट किंवा कोपरातील नसा खूप पातळ असतात, तेव्हा हे कॅथेटर वापरले जातात.

हिमोडायलिसिस चे सर्किट -

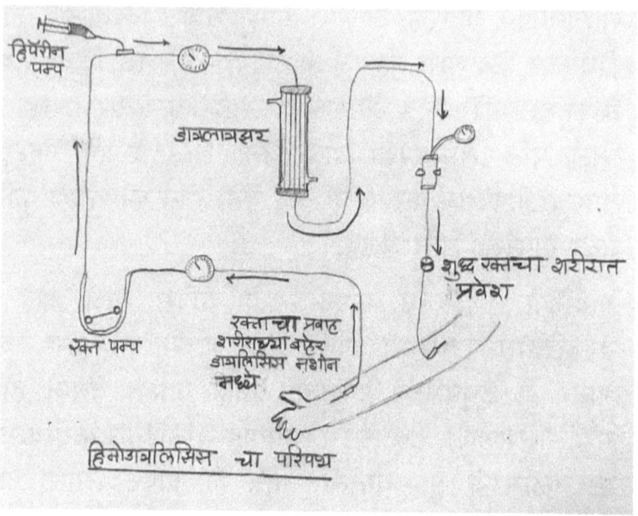

* ए.व्ही. फिस्टुला किंवा ग्राफ्ट किंवा कॅथेटरद्वारे शरीरातून रक्त बाहेर काढले जाते.

* डायलिसिस मशीनच्या रक्तपंपाच्या मदतीने हा रक्तप्रवाह चांगल्या वेगाने राखला जातो.

* हे रक्त डायलायझरपर्यंत पोहोचते.

* डायलायझरमध्ये दोन विभाग असतात - एकामध्ये रक्त असते आणि दुसऱ्यामध्ये डायलिझेट असते.

* या दोन विभागांमध्ये एक पातळ थर किंवा पडदा असतो, ज्याला 'सेमीपर्मियेबल मेम्ब्रेन' म्हणतात.

* रक्ताचे शुद्धीकरण येथे होते.

* हे शुद्ध रक्त पुन्हा शरीरात टाकले जाते - दुसऱ्या सुईद्वारे किंवा कॅथेटरच्या दुसऱ्या मुखातून.

★ जेव्हा शरीरातून रक्त बाहेर येते तेव्हा ते नैसर्गिकरित्या गोठते. हे टाळण्यासाठी 'हिपॅरिन' नावाचे औषध सर्किटद्वारे फिरवले जाते. हे डायलिसिस मशीनवर असलेल्या सिरिंज-पंपद्वारे केले जाते.

★ सर्किटमध्ये तयार झालेल्या रक्तप्रवाहाचे निरीक्षण मशीनद्वारे केले जाते. कोणताही अनावश्यक असलेला हवेचा बुडबुडा सर्किटमध्ये तयार केलेल्या एअर चेंबरमध्ये अडकतो.

डायलायझर -

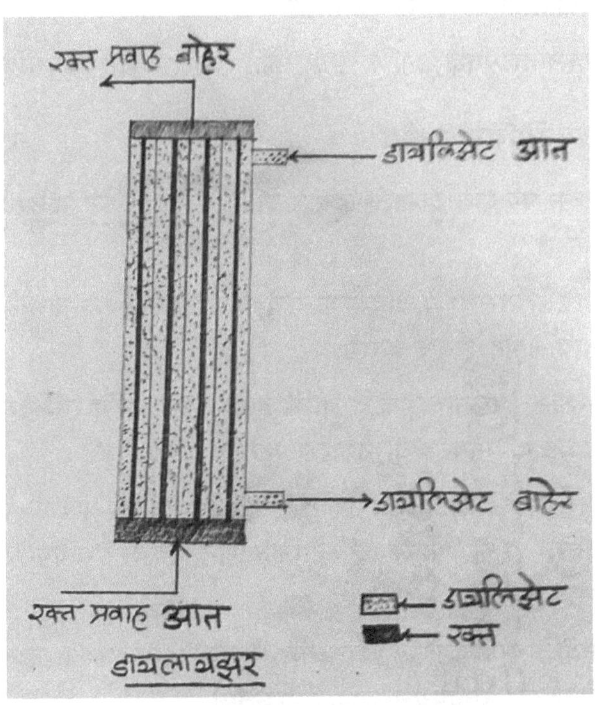

* डायलायझर म्हणजे पडदा किंवा चाळणी.

* त्यात हजारो लहान नलिका आहेत, ज्या डोक्यावरच्या केसांइतक्या बारीक असतात, म्हणून त्यांना केशिका-नलिका म्हणतात.

* हे सर्व एका मोठ्या नळीमध्ये किंवा एका मोठ्या नळकांडासारख्या आकारात बसवलेले असतात.

* आत दोन विभाग तयार केलेले असतात, एक रक्त प्रवाहासाठी आणि एक डायलिझेटच्या प्रवाहासाठी.

* डायलिझेट हा असा द्रव आहे ज्यामध्ये शरीरातल्या द्रवांइतकीच रसायने असतात.

* रक्ताचा प्रवाह आणि डायलिझेट उलट दिशेने वाहतात.

हिमोडायलिसिस मशीन -

* रक्त पंप करण्यासाठी हिमोडायलिसिस मशीनची आवश्यकता असते.

* डायलिसिसमध्ये वापरण्यात येणारे 3 द्रव एकत्र करून - ती डायलिझेट तयार करते.

* मशीन - रक्ताचा प्रवाह आणि डायलिझेट आणि सर्किटमधील दाबांच्या मापदंडांची देखरेख करते.

* शरीरातून जादा द्रव काढून टाकण्यासाठी मशीन प्रोग्रॅम केलेले आहे. याला अल्ट्राफिल्ट्रेशन किंवा 'यु.एफ.' असे म्हणतात.

* नवीन तंत्रज्ञानासह, वर्तमान मशीन्स हा जादा द्रवपदार्थ शेवटच्या थेंबापर्यंत काढून टाकतात.

डायलिसिस प्रक्रिया -

* रक्त - शरीरास अपायकारक - अशा पदार्थांनी भरलेले असते.

* डायलिझेट सामान्य घटकांनी परिपूर्ण आहे.

* जेव्हा हे रक्त डायलिझेटच्या संपर्कात येते, तेव्हा सर्व विषारी पदार्थ डायलिझेटमध्ये ओढले जातात.

* सर्व कचरा, अतिरिक्त पाणी रक्तातून काढून टाकले जाते.

* डायलायझरमध्ये रक्ताचा प्रवाह आणि डायलिझेट उलट दिशेने वाहतात.

* म्हणून, अशुद्ध रक्त आणि शुद्ध डायलिझेट सतत एकमेकांच्या संपर्कात येतात.

* जर डायलिसिसची कार्यक्षमता वाढवायची असेल, अधिकाधिक रक्त शुद्ध करायचे असेल, तर डायलायझरच्या आत वाहणाऱ्या रक्ताच्या प्रवाहाला वेग द्यावा लागतो. त्याचप्रमाणे डायलिझेटचा प्रवाह वाढवावा लागतो.

* जर डायलिसिस दीर्घ कालावधीसाठी केले गेले तर रक्त आणि डायलिझेट दीर्घ काळासाठी एकमेकांमध्ये मिसळतील आणि तितकाच जास्त कचरा आणि पाणी काढले जाईल आणि जास्त वेळ रक्त शुद्धीकरण होईल.

* रक्त आणि डायलिझेटचा प्रवाह वाढवून आणि या दोन द्रवांना दीर्घ कालावधीसाठी आपापसात मिसळू दिल्यास, डायलिसिसची कार्यक्षमता वाढते, अधिक कचरा आणि अतिरिक्त पाणी बाहेर टाकले जाते.

हिमोडायलिसिस किती वेळा करावे?

किमान -

* आठवड्यातून 3 वेळा,

* प्रत्येक वेळी, सुमारे 4 तास.

    यासह, दोन्ही मूत्रपिंडांचे केवळ 10% काम शक्य आहे.

    रुग्णांपासून मुख्य समस्या दूर ठेवण्यासाठी हे पुरेसे आहे.

    डायलिसिस वारंवार आणि दीर्घ कालावधीसाठी केले जाते तेव्हा अधिक चांगले परिणाम मिळू शकतात, जसे की दररोज रात्री 6 ते 8 तासांकरीता.

    आठवड्यातून 3 वेळा डायलिसिस घेणाऱ्या रुग्णांच्या तुलनेत या रुग्णांचे आयुष्य दीर्घ आणि जीवनमान खूप चांगले असते.

    याउलट, जे लोक आठवड्यातून दोनदा किंवा त्यापेक्षा कमी वेळा डायलिसिस घेतात, त्यांच्या जीवनाची गुणवत्ता कमी आणि रुग्णालयात भर्ती होण्याचे प्रमाण जास्त असते.

पुरेसे हिमोडायलिसिस म्हणजे काय, ते किती असावे?

पुरेसे हिमोडायलिसिस घेत असण्याचे नैदानिक संकेत आहेत -

* तब्येत चांगली वाटणे

* चांगली भूक, चांगली झोप लागणे

* दिवसा सक्रिय राहणे, उत्साह वाटणे

* रक्तदाबावर नियंत्रण

* स्थिर ड्राई-वेट (कोरडे वजन, डायलिसिस नंतरचे वजन) आणि ड्राई-वेट मध्ये वाढ होणे.

ड्राई-वेट - कोरडे वजन म्हणजे काय?

हे शरीराचे सर्वात कमी वजन आहे ज्यात -

✳ रुग्णाच्या पायावर सूज नाही,

✳ डायलिसिसवर रक्तदाब कमी होत नाही,

✳ तसेच स्नायू पेटके नाहीत (मसल क्रॅम्प्स). कोणत्याही मसल क्रॅम्पची घटना नाही.

प्रत्येक डायलिसिस सत्राच्या आधी आणि नंतर वजन नोंदवले जाते.

डायलिसिस दरम्यान, अतिरिक्त पाणी काढून टाकले जाते, म्हणून डायलिसिस सत्राच्या शेवटी रुग्णाचे वजन कमी होते.

पुढील हिमोडायलिसिसच्या आधी रुग्णाचे वजन वाढते कारण तो दररोज ठराविक प्रमाणात पाणी आणि इतर द्रवपदार्थांचे सेवन करतो.

जर रुग्ण दररोज सामान्य प्रमाणात लघवी करत असेल तर साहजिकच त्याचे वजन वाढणार नाही.

तथापि, नियमित हिमोडायलिसिस घेत असलेल्या रुग्णांमध्ये ही स्थिती अत्यंत दुर्मिळ आहे.

डायलिसिस पुरेशा प्रमाणात केले जात असल्यास ते कसे मोजावे?

डायलिसिस पुरेशा प्रमाणात होत आहे की नाही हे मोजण्याचे अनेक मार्ग आहेत -

✳ पुरेशी हिमोडायलिसिस वर दिसणारी लक्षणे (वर चर्चा केलेली लक्षणे),

* युरिया रिडक्शन रेशो (युआरआर) - प्रत्येक चांगल्या डायलिसिस सेंटरमध्ये हे केले जाते. डायलिसिस सत्रापूर्वी रक्ताची युरिया पातळी आणि त्याच सत्रानंतर लगेच रक्तातील युरियाची पातळी - आपल्याला ही माहिती देते. डायलिसिस सत्रानंतरचा आकडा - डायलिसिस अगोदरच्या पातळीपेक्षा 65% पेक्षा कमी - असला पाहिजे.

* उदाहरणार्थ - डायलिसिस सत्रापूर्वी युरिया - 100, सत्रानंतर युरिया - 30, त्यामुळे यूआरआर 70% आहे, जे पुरेसे डायलिसिस सत्र दर्शवते.

* पुरेशा प्रमाणात डायलिसिस घेणाऱ्यांमध्ये जगण्याची शक्यता जास्त असते - आठवड्यातून 3 वेळा डायलिसिसमध्ये प्रत्येक वेळी 65% यूआरआर असावा.

जर डायलिसिस अपुरे असेल तर ते कसे सुधारता येईल?

जर यूआरआर 65%पेक्षा कमी मोजले गेले, तर ते सुधारण्याचे अनेक मार्ग आहेत -

* रक्तप्रवाह वाढवणे - यामुळे रक्ताचे अधिक प्रमाणात डायलिसिस होईल आणि अधिक कचरा काढून टाकला जाईल.

* डायलिझेटचा प्रवाह-वेग वाढवणे - यामुळे जास्त प्रमाणात रक्ताचे शुद्धीकरण शक्य आहे.

* मोठ्या आकाराचे डायलायझर वापरणे - हे एक्सचेंज प्रक्रियेसाठी एक मोठा पृष्ठभाग प्रदान करेल. यामुळे डायलिसिसची एकूण कार्यक्षमता वाढेल.

* आठवड्यातून तीनपेक्षा जास्त वेळा डायलिसिस घेणे.

* प्रत्येक डायलिसिस सत्राचा कालावधी वाढवणे.

हिमोडायलिसिसच्या गुंतागुंत (कॉम्प्लिकेशन्स) काय आहेत?

हिमोडायलिसिस ही एक अत्यंत सुरक्षित वैद्यकीय पद्धत आहे.

एकमेव सामान्य गुंतागुंत (कॉम्प्लिकेशन) आहे -

कमी रक्तदाब आणि परिणामी स्नायू उबळ, पेटके. (लो ब्लडप्रेशर, क्रॅम्प्स).

हे घडते जेव्हा डायलिसिसमध्ये कमी वेळात जास्त द्रव किंवा पाणी काढून टाकले जाते.

म्हणूनच, दोन डायलिसिस सत्रांमध्ये जास्त वजन वाढू न देण्याचे हे मुख्य कारण आहे.

काही काळानंतर हिमोडायलिसिसची वारंवारता (फ्रिक्वेन्सी) कमी करता येते का?

नाही.

हा नेहमी विचारला जाणारा प्रश्न आहे.

जर तुम्हाला हिमोडायलिसिसची योग्यता समजली असेल तर तुमच्याकडे या प्रश्नाचे उत्तर आहे.

नाही.

मूत्रपिंड प्रत्यारोपण (किडनी ट्रान्सप्लान्ट) - डायलिसिस थांबवण्याचा हा एकमेव मार्ग आहे.

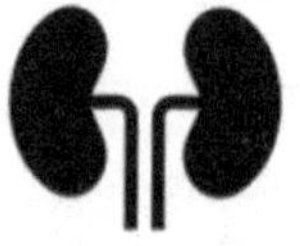

पेरिटोनियल डायलिसिस (पी. डी.)

क्रॉनिक किडनी डिसीज स्टेज 5 (ई-जीएफआर 10 मिलि प्रति मिनीट पेक्षा कमी) झाल्यावर डायलिसिसची प्रक्रिया सुरू होते.

यावेळी दोन पर्याय आहेत -

* हिमोडायलिसिस (रक्ताचे डायलिसिस)
* पेरिटोनियल डायलिसिस (उदरातून, पोटातून डायलिसिस)

पेरिटोनियमची रचना -

आपल्या उदरात जठर, आतडी आणि इतर अवयवांमध्ये काही रिकामी जागा असते. याला पेरिटोनियल पोकळी (पेरिटोनियल कॅव्हिटी) म्हणतात.

या रिकाम्या जागेच्या बाहेर एक आवरण आहे, ज्याला पेरिटोनियल मेम्ब्रेन म्हणतात. हे पडद्यासारखे आहे.

या थरात लाखो लहान केशिका असतात, ज्याद्वारे रक्त परिसंचरण होते.

या केशिकांचे बाहेरील आवरण किंवा भिंत, डायलिझेटच्या संपर्कात आल्यावर, पडदा किंवा चाळणी म्हणून काम करते.

या चाळणी किंवा पडद्यावर कचरा आणि भौतिक पदार्थांची देवाणघेवाण होते.

पेरीटोनियल डायलिसिससाठी आवश्यकता असते -

* एक कॅथेटर, जो लहान शस्त्रक्रियेने उदरात ठेवला जातो.

* डायलिसिसचे द्रव, जे 2 किंवा 2.5 लिटरच्या पॅकमध्ये येते.

* कॅथेटर आणि डायलिसिसची द्रव बॅग, दोघांना जोडण्यासाठी एक कनेक्शन पोर्ट.

पेरीटोनियल डायलिसिस द्रव -

हा द्रव कॅथेटरद्वारे उदरात टाकला जातो.

या द्रवामध्ये समाविष्ट आहेत -

* शरीरातील भौतिक रसायनांसारखीच रसायने द्रवामध्ये असतात.

* ग्लुकोज (साखर), जे केशिकांमधून पाणी बाहेर काढते, जितके जास्त ग्लुकोज, तितके जास्त पाणी आत ओढले जाते.

पी.डी. लिक्विड 1.5%, 2.5% आणि 4.25% ग्लुकोज मिश्रित द्रव म्हणून उपलब्ध आहेत.

पण ग्लुकोजची समस्या आहे. हे ग्लुकोज केशिका भिंत ओलांडून रक्त परिसंचरणात प्रवेश करते.

त्याचे दोन तोटे आहेत -

* पी.डी. द्रवपदार्थाची पाणी धरून ठेवण्याची क्षमता कमी होते.

* रक्तातील ग्लुकोजची पातळी वाढते. मधुमेहाच्या रुग्णांमध्ये इन्शुलिनचे प्रमाण वाढवणे आवश्यक होते.

* आजकाल, आयकोडेक्स्ट्रीन वापरले जात आहे, जे ग्लुकोज सारखे आहे. आयकोडेक्स्ट्रीन, ग्लुकोज सारखे पेशींमध्ये प्रवेश करत नाही. आयकोडेक्स्ट्रीनची पाणी शोषून बाहेर काढण्याची क्षमता 2.5% ग्लुकोज मिश्रित द्रवा इतकी आहे. हे फक्त रात्रभर पी.डी. प्रक्रियेसाठी वापरले जाते.

पी.डी. कॅथेटर घालण्याची शस्त्रक्रिया -

* अगदी किरकोळ शस्त्रक्रिया.

* स्थानिक भूल (लोकल अनेस्थेशिया) दिली जाते.

पी.डी. प्रक्रियेसाठी इतर आवश्यकता -

* स्वच्छ खोली,

* काही जंतूनाशक, प्रतिजैविक औषधी, जी सर्वत्र सहज उपलब्ध आहेत,

* पी.डी. द्रव पिशवी लटकवण्यासाठी एक स्टँड,

* निर्जंतुक केलेले टॉवेल, जे घरी वाफवून सहज तयार करता येतात.

पी.डी. प्रक्रिया -

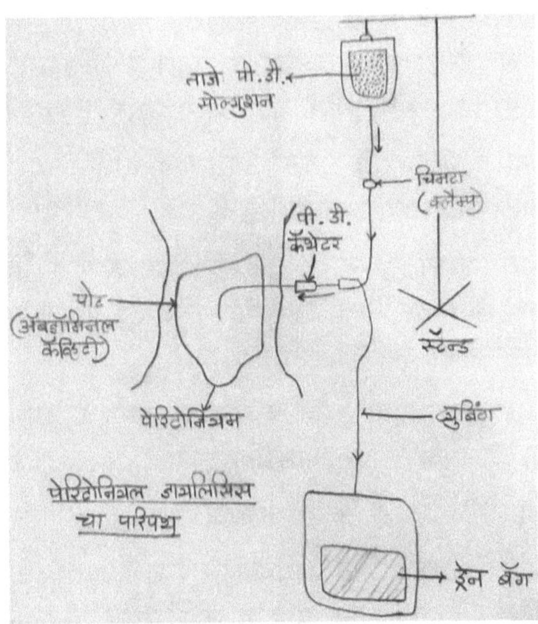

★ पी.डी. द्रव पिशवी कॅथेटरला जोडली जाते.

★ पी.डी. मध्ये दोन पिशव्या (बॅग) असतात, ज्या आधीच एकमेकांना जोडलेल्या असतात.

★ एका बॅगमध्ये ताजे द्रव असते आणि दुसरी बॅग रिकामी असते.

★ जर मागील संपर्क एक्सचेंजचा द्रव (पी.डी. सायकल) उदरात असेल, तर हा द्रव प्रथम रिकाम्या बॅगमध्ये भरला जातो.

★ या दरम्यान, ताजे द्रव असलेली बॅग चिमटे लावून बंद ठेवली जाते.

* आता ताज्या पी.डी. द्रवाच्या बॅगचे चिमटे उघडून उदरात रिकामे केले जाते.

* यावेळी, दुसरी बॅग - ज्यात उदरातून परत आलेला पी.डी. द्रव असतो - चिमट्यांनी बंद ठेवली जाते.

* हा ताजा पी.डी. द्रव आता उदरात 4 तास किंवा त्यापेक्षा अधिक काळ ठेवला जातो.

* उदरात संसर्ग होण्याची एकमेव वेळ म्हणजे जेव्हा या बॅगजचे कनेक्टर किंवा एक्स्टेंशन-ट्यूब दूषित हातांनी जोडले जातात किंवा काढले जातात.

* त्यांना लावण्यापूर्वी आणि काढून टाकण्यापूर्वी, हात स्वच्छ धुणे, निर्जंतुक करणे आवश्यक आहे.

* पी.डी. प्रक्रियेचा हा फक्त आढावा आहे.

* साधने, टॉवेल, हात स्वच्छ धुण्याची अचूक प्रक्रिया, कनेक्शन पद्धत, संपूर्ण प्रक्रिया तपशीलवार शिकवली जाते, जेव्हा रुग्ण हा उपचार स्वीकारतात.

पेरिटोनियल डायलिसिसची पर्याप्तता

पेरिटोनियल डायलिसिस प्रिस्क्रिप्शन -

* पेरिटोनियल डायलिसिस सहसा 24 तासांमध्ये 4 एक्सचेंज म्हणून दिले जाते.

* दिवसाच्या वेळेची देवाणघेवाण 4 तासांची असते.

* रात्रीची देवाणघेवाण हा एक जास्त कालावधीचा एक्सचेंज आहे.

✴ पी.डी. द्रवपदार्थाची स्ट्रेंग्थ - 1.5% किंवा 2.5% किंवा 4.25%, सुरुवातीला अल्ट्राफिल्ट्रेशनच्या प्रमाणावर चाचणी करून निर्धारित केली जाते.

✴ अल्ट्राफिल्ट्रेशन म्हणजे जेव्हा पी.डी. द्रवपदार्थ उदरातून रिकाम्या थैलीमध्ये 4 तासांनी काढून टाकला जातो, तेव्हा त्याला अल्ट्राफिल्ट्रेशन म्हणतात.

✴ सामान्यत: 2 लिटर पी.डी. द्रव उदरात सोडला जातो. हा तिथे 4 तास राहतो. या काळाला 'इवेल टाइम' असे म्हणतात. जेव्हा तो 4 तासांनंतर बाहेर काढला जातो, तेव्हा त्याचे प्रमाण मोजले जाते आणि डायरीत नोंदवले जाते. बाहेर पडणारा अतिरिक्त द्रव म्हणजे त्या एक्सचेंजसाठी अल्ट्राफिल्ट्रेशनचे प्रमाण.

✴ उदाहरणार्थ - जर 2 लिटर पी.डी. द्रव 4 तासांनंतर 2.5 लिटर बाहेर आला तर अल्ट्राफिल्ट्रेशनचे प्रमाण 500 मिली आहे.

पेरिटोनियल ईक्विलिब्रेशन टेस्ट - पेरिटोनियल संतुलन परीक्षण (पीईटी) -

✴ ही चाचणी आपल्याला एखाद्या व्यक्तीमध्ये पेरिटोनियल चाळणीचा प्रकार सांगते.

✴ पी.डी. मधील ग्लुकोजच्या शक्तीने अल्ट्राफिल्ट्रेशनची प्रक्रिया चालते. ग्लुकोज सहजपणे केशिकांच्या आत आणि बाहेर जाऊ शकते. पी.डी. द्रवातून बाहेर पडून ग्लुकोज, केशिकांद्वारे रक्तात प्रवेश करते. यामुळे पी.डी. द्रवपदार्थात ग्लुकोजचे प्रमाण कमी होते.

✴ हे ग्लुकोज एक्सचेंज व्यक्तीनुसार बदलते.

* या ग्लुकोज एक्सचेंजच्या चार प्रमुख श्रेणी आहेत -
    * निम्न (लो)
    * निम्न सरासरी (लो एवरेज)
    * उच्च (हाय)
    * उच्च सरासरी (हाय एवरेज)

* **निम्न श्रेणी** - पी.डी. द्रवातून ग्लुकोज गमावत नाही, त्यामुळे ग्लुकोजद्वारे तयार झालेला ‹ऑस्मोटिक फोर्स› बराच काळ टिकून राहतो. यामुळे अल्ट्राफिल्ट्रेशन चांगल्या प्रमाणात होते.

* **उच्च श्रेणी** - पी.डी. द्रवपदार्थांमधून केशिकांमध्ये अधिक ग्लुकोज गमावतात. म्हणून, अल्ट्राफिल्ट्रेशन कमी होते.

पेरीटोनियल चाळणीच्या प्रकाराचा आणखी एक पैलू म्हणजे क्रिएटिनीन सारखी कचरा उत्पादने पी.डी. द्रवपदार्थात बाहेर टाकण्याची क्षमता.

* निम्न श्रेणीवाले क्रिएटिनिन काढण्यास कमी सक्षम आहेत,

* उच्च श्रेणीवाले अधिक क्रिएटिनिन बाहेर काढतात.

पीईटी ही एक सोपी प्रक्रिया आहे.

यामध्ये, रक्तात आणि पी.डी. द्रवपदार्थातील क्रिएटिनीनचे प्रमाण वेळ-मर्यादित अंतराने मोजले जाते - आधी आणि नंतर.

गुणोत्तर मोजले जाते, गुणोत्तर तयार केले जाते. रेशो काढला जातो.

रक्ताच्या तुलनेत - जर पी.डी. द्रवपदार्थामधील क्रिएटिनीन चे प्रमाण जास्त असेल तर पेरीटोनियल चाळणी हाय एक्सचेंजर

किंवा उच्च श्रेणीची आहे. जर प्रमाण कमी असेल, तर ती लो एक्सचेंजर किंवा निम्न श्रेणीची आहे.

पी. डी. द्वारे मिळणारा क्रिएटिनीन क्लियरन्स -

प्राप्त क्लियरन्स दोन श्रेणींमध्ये मोजला जातो -

* **के. टी. / व्ही** - शरीराच्या आकारासाठी योग्य प्रमाण आहे. प्रमाण आहे - **1.7**

* **क्रिएटिनीन क्लियरन्स** - प्रत्येक आठवड्यात क्रिएटिनीन पासून शुध्द होणाऱ्या रक्ताचे प्रमाण असते. दर आठवड्याला 60 लिटरचे लक्ष्य आहे.

* या दोघांची गणना 24 तासात बाहेर येणाऱ्या पी.डी. द्रवपदार्थाचे युरिया आणि क्रिएटिनीन मोजून केली जाते. एक जटिल सूत्र संपूर्ण आठवड्यासाठी त्याची गणना करते.

* जर रुग्णाला लघवी होत असेल, तर लघवीमधील युरिया आणि क्रिएटिनीन देखील मोजले जातात. नंतर पी.डी. द्रवपदार्थाचे आकडे आणि मूत्रातील घटकांचे आकडे जोडले जातात.

* जर **क्लियरन्स** ची आकडेवारी प्राप्त झाली नाही, तर नेफ्रॉलॉजिस्ट एकापेक्षा जास्त उपाय करतात आणि पूर्ण प्रमाणात डायलिसिस करतात.

पेरिटोनाइटिस -

* एकमेव, मुख्य गुंतागुंत (कॉम्प्लिकेशन).

* पेरिटोनियल मेम्ब्रेनमध्ये होणाऱ्या संसर्गाला पेरिटोनाइटिस म्हणतात.

* जर आपण दूषित हातांनी पी.डी. प्रक्रिया केली, तर संसर्ग नक्कीच पेरीटोनियमच्या आत जाईल.

* त्यामुळे हात व्यवस्थित धुणे अत्यंत आवश्यक आहे.

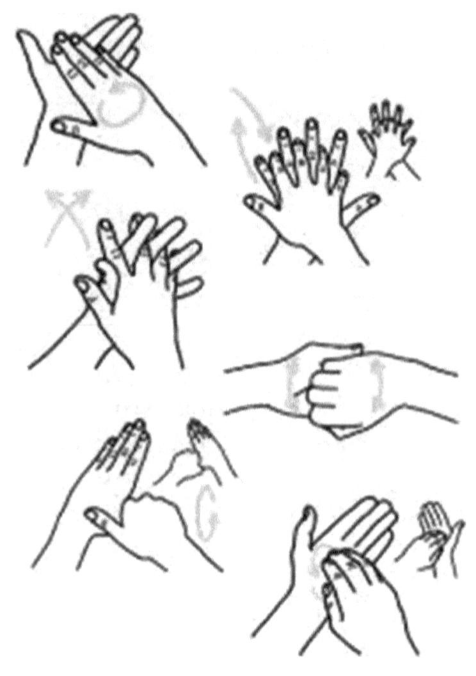

* शौचाच्या दरम्यान जोर लावणे हे संसर्गाचे आणखी एक कारण आहे. आतड्यांमधून संसर्ग होण्याची शक्यता असते. म्हणून, शौच दरम्यान ताण प्रतिबंधित आहे.

* 2 वर्षांत एकदा संक्रमण स्वीकार्य आहे.

* एकापेक्षा जास्त वेळा संसर्ग झाल्यास, संपूर्ण पी.डी. प्रक्रिया तपासली जाते, हात धुण्याचे तंत्र तपासले जाते.

* पेरिटोनाइटिसचा सहज उपचार करता येतो. पी.डी. द्रवपदार्थात एंटीबायोटिक/प्रतिजैविक टाकले जातात. जर

विविध औषधांना प्रतिकार असेल, तर शिरेमध्ये इंजेक्शन देऊन प्रतिजैविके दिली जातात.

✳ पेरिटोनाइटिस नंतर पेरिटोनियल मेम्ब्रेनमध्ये बदल होतात, ज्यामुळे कमी क्लियरन्स आणि कमी डायलिसिस होते.

✳ म्हणून, पेरिटोनाइटिस होऊ देऊ नये.

'अग्निपथ' च्या विजय दीनानाथ चौहानच्या आईचे शब्द नेहमी लक्षात ठेवा - **"अपने हाथ धोले।"**

"आपले हात धुवा."

8

हिमोडायलिसिस आणि पेरिटोनियल डायलिसिस ची तुलना

जेव्हा किडनीचे कार्य (दोन्ही किडनी मिळून) 10% पेक्षा खाली येते, तेव्हा डायलिसिस आवश्यक असते.

या टप्प्यावर दोन पर्याय आहेत -

* हिमोडायलिसिस
* पेरिटोनियल डायलिसिस

यापैकी एक पर्याय निवडावा लागतो.

निवड सोपी नसते.

सर्व पद्धती जाणून घेऊन, दीर्घ कालावधीसाठी, एक पर्याय निवडावा लागतो.

आता आपण दोन्ही पर्यायांचे फायदे आणि तोटे विचारात घेऊयात.

हिमोडायलिसिस

फायदे -

* विषारी पदार्थ काढून टाकण्यात अत्यंत प्रभावी.

* शरीरातून किती द्रवपदार्थ काढून टाकावा, याचे नियमन करता येते.

* दोन डायलिसिस सत्रांदरम्यान मशीनपासून पूर्णपणे मुक्त राहता येते.

* सतत नेफ्रॉलॉजिस्टची देखरेख असते.

* डायलिसिस दरम्यान जास्त प्रोटीन नष्ट होत नाहीत.

* ए. व्ही. फिस्टुलामध्ये संसर्गाचा धोका कमी असतो.

तोटे -

* पुनः पुन्हा रुग्णालयात जाण्याची गरज असते, कारण मशीन तिथे आहे.

* प्रत्येक सत्रात सुई टोचणे समाविष्ट असते.

* प्रत्येक सत्रात थोड्या प्रमाणात रक्त गमावणे समाविष्ट असते.

* हिपॅरीन च्या वापरामुळे रक्तस्त्राव होण्याचा धोका वाढतो.

* रक्तदाब कमी होण्याचा धोका असू शकतो.

* किडनीच्या उर्वरित कार्यांमध्ये वेगाने घट होऊ शकते.

* कृत्रिम मेम्ब्रेनच्या संपर्कात आल्यामुळे शरीरातून बचावात्मक प्रतिसाद मिळू शकतो, ज्याला इम्युनॉलॉजिकल रिस्पॉन्स म्हणतात.

पेरिटोनियल डायलिसिस

फायदे -

* रुग्णालयात जाण्याची गरज नसते.

* सुईचे टोचणे सहन करावे लागत नाही.

* चालण्या - फिरण्याचे पूर्ण स्वातंत्र्य आहे, एकदा पी.डी. द्रव पोटात टाकल्यानंतर तुम्ही 3-4 तास निश्चिंत राहू शकता.

* कामाच्या वेळेचे नुकसान होत नाही.

* रक्तस्त्राव नाही, कारण सुया टोचत नाहीत.

* किडनीच्या उर्वरित कार्यांचे जतन केले जाऊ शकते, ज्यामुळे दीर्घ कालावधीसाठी किडनीचे कार्य टिकून राहण्याची शक्यता वाढते.

* रक्त परिसंचरणातून सतत विषारी पदार्थ काढून टाकले जातात, ही प्रक्रिया खंडित होत नाही.

* आपण एक चांगले जीवन जगू शकता.

तोटे -

* हिमोडायलिसिसपेक्षा ही प्रक्रिया कमी कार्यक्षम आहे.

* पी.डी. द्रवपदार्थांमधून मोठ्या प्रमाणात प्रोटीन नष्ट होतात.

* जर स्वच्छतेचे पालन केले नाही, तर पोटाच्या संसर्गाचा धोका वाढतो ज्याला पेरिटोनाइटिस म्हणतात.

* नेफ्रॉलॉजिस्ट कडून कमी देखरेख, कमी तपासण्या होण्याची शक्यता असते, कारण सर्व प्रक्रिया घरीच केल्या जातात आणि रुग्णालयात भेट दिली जात नाही.

* पोटात थोडी अस्वस्थता असते, कारण पोटात पी.डी. द्रव भरलेला असतो.

9

डायलिसिस आणि गैरसमज

डायलिसिसशी संबंधित अनेक गैरसमज आहेत.

डायलिसिस हा एक जीवन-रक्षक (लाइफ़-सेव्हिंग) उपचार आहे.

जर आपण हे करण्यात कमी पडलो तर आपल्याला अडचणींचा सामना करावा लागतो.

जेव्हा नेफ्रॉलॉजिस्ट प्रथम आपल्याला डायलिसिस सुरू करण्यास सांगतात, तेव्हा आपल्याला वाटते की, "नाही, आम्हाला हा उपचार नको."

या ऐवजी काही पर्याय असू शकतो का? आपण हे टाळू शकतो का?

हे सर्व प्रश्न आपल्या मनात येतात कारण, आपण असे मानतो की डायलिसिस हे त्रासदायक आहे.

पण असे मानणे योग्य आहे का?

कदाचित डायलिसिस आपल्याला वाटते तितके त्रासदायक नसावे.....

डायलिसिसशी संबंधित गैरसमज काय आहेत ते पाहूया -

गैरसमज - डायलिसिस सुरू झाल्यावर आयुष्य संपुष्टात येते.

"आता डायलिसिस सुरू करावे लागेल." असे डॉक्टरांनी सांगितल्यावर हा पहिला विचार येतो. आपल्या किडनी, आपल्या शरीरात सतत डायलिसिस करत असतात. याचा अर्थ असा की आपल्या शरीरातील रक्ताचे शुद्धीकरण सतत 24 तास सुरू असते. शरीराचे रक्त सतत किडनीपर्यंत पोहोचते आणि किडनी सतत त्या रक्तातून सर्व कचरा काढून टाकतात आणि मूत्राद्वारे शरीराबाहेर फेकतात. जेव्हा ही प्रक्रिया कृत्रिमरित्या, शरीराच्या बाहेर, मशीनच्या मदतीने केली जाते, त्याला डायलिसिस म्हणतात. जर शरीराच्या आत नैसर्गिकरित्या घडणारी प्रक्रिया ही एक चांगली प्रक्रिया आहे आणि जेव्हा तीच प्रक्रिया शरीराबाहेर कृत्रिमरित्या होऊ लागते, तर आपण त्याच प्रक्रियेला वाईट का मानू लागतो?

सत्य - डायलिसिस एक जीवन-रक्षक, जिवनावश्यक उपचार आहे.

गैरसमज - डायलिसिसमुळे शरीराला दुखापत होते.

कोणत्याही रोगावर उपचार करणे ही मानवतावादी कृती आहे.

यात कोणाला दुखावणे - हा हेतू नाही.

प्रत्येक उपचाराचे स्वतःचे दुष्परिणाम किंवा साइड इफ़ेक्ट्स असतात.

परंतु जर या दुष्परिणामांपेक्षा फायदे मोठे असतील तर आपण उपचार स्वीकारला पाहिजे.

जर आपण काही दुष्परिणामांच्या बदल्यात जीवनरक्षक उपचाराने अर्थपूर्ण जीवन जगू शकतो, तर आपण त्यापासून दूर राहू नये.

आणि वास्तविकता अशी आहे की, डायलिसिस नंतर रुग्णाला -

* ताजेतवाने वाटते,
* शरीराची सूज निघून जाते,
* श्वास हलका होतो,
* भूक वाढते,
* झोप सुधारते.

म्हणूनच, डायलिसिस नियमितपणे करणे आवश्यक आहे.

सत्य - शरीराला वेदना देण्यासाठी कोणतेही उपचार केले जात नाहीत तर केवळ वेदना कमी करण्यासाठी.

गैरसमज - डॉक्टर आम्हाला जास्त हिमोडायलिसिस करायला सांगत आहेत.

आपल्या किडनी दिवसाचे 24 तास आणि आठवड्याचे 7 दिवस सतत काम करतात.

विचार करा, आता तेच काम एका मशीनने करावे लागेल.

साहजिकच, मशीन 24 तास शरीराला जोडलेले असावे!

पण आपल्याला माहित आहे, ते शक्य नाही.

जेव्हा जगभरातील नेफ्रॉलॉजिस्ट्सनी गणित मांडले, ही समस्या सोडवण्याचा निर्णय घेतला, तेव्हा उत्तर आले की, जर आपण आठवड्यातून किमान तीन वेळा आणि प्रत्येक वेळी 4 तास डायलिसिस केले, तर आपले शरीर निरोगी राहील.

जे रुग्ण यापेक्षा कमी डायलिसिस घेतात, त्यांना रुग्णालयात अधिक वेळा दाखल व्हावे लागते कारण त्यांना श्वासोच्छ्वासाचा त्रास होतो आणि म्हणून त्यांचे जीवनमान (quality of life) कमी होते.

जे लोक आठवड्यातून तीन वेळा डायलिसिस घेतात त्यांचे आयुष्य - कमी डायलिसिस घेणाऱ्यांपेक्षा - जास्त असते, आयुष्य दीर्घ आणि दर्जेदार असते.

म्हणून जर, आठवड्यातून तीन वेळा डायलिसिस घेणे ही 'किमान' गरज आहे, मग आपण कितीही वेळा केले तरी आपल्या किडनीच्या कार्याशी स्पर्धा करू शकत नाही, ज्या पूर्ण २४ तास काम करतात !!

सत्य -

* **आठवड्यातून तीन वेळा हिमोडायलिसिस घेणे ही शरीराची किमान गरज आहे.**

* **तुम्ही जितक्या जास्त वेळा डायलिसिस कराल, तितके जास्त फायदेशीर आहे.**

* **कमी डायलिसिस केल्याने शरीराचे नुकसान होते.**

गैरसमज - काही दिवसांनी हिमोडायलिसिसची गरज कमी होईल. आम्ही महिन्यातून एकदा हिमोडायलिसिस करू.

जर आपल्याला वरील चर्चेचा सारांश समजला असेल, तर या गैरसमजावर अधिक चर्चा करण्याची आवश्यकता नाही.

आपण डायलिसिस करत आहोत कारण आपल्या किडनी काम करत नाहीत.

आणि जेव्हा त्या अजिबात काम करत नाहीत, तेव्हा आपल्याला डायलिसिस किती करावे लागेल हे तपशीलवार समजले आहे.

त्यामुळे हे समजणे सोपे होईल कि, किडनीमध्ये थोडी सुधारणा झाल्यावरच डायलिसिस कमी होईल.

आणि क्रॉनिक किडनी डिसीज (सीकेडी - CKD) मध्ये ही सुधारणा अपेक्षित नाही.

याचा अर्थ, आठवड्यातून तीनदा डायलिसिस नेहमीच आवश्यक आहे.

सत्य -

★ डायलिसिस कालांतराने कमी होऊ शकत नाही.

★ आठवड्यातून तीनदा हे चालू ठेवणे शहाणपणाचे आहे.

गैरसमज - पेरिटोनियल डायलिसिसमुळे पोटाचा संसर्ग होऊ शकतो.

पोटाचा संसर्ग हा पेरिटोनियल डायलिसिसचा दुर्दैवी दुष्परिणाम आहे. परंतु हे आपल्याबरोबर दररोज घडेल असे मानणे पूर्णपणे चुकीचे आहे.

पेरिटोनियल डायलिसिस हिमोडायलिसिससाठी एक उत्कृष्ट पर्याय आहे, विशेषत: जे रुग्ण चांगल्या हिमोडायलिसिस सेंटरपर्यंत पोहोचू शकत नाहीत, त्यांच्यासाठी.

जेव्हा आपण डायलिसिसच्या तंत्रात निष्काळजी असतो, तेव्हा पोटाचा संसर्ग होतो. जर डायलिसिस करणाऱ्या व्यक्तीचे हात स्वच्छ नसतील तर संसर्ग होण्याची शक्यता असते. पेरिटोनियल डायलिसिसमध्ये स्वच्छ हातांना पर्याय नाही.

सत्य -

★ जर स्वच्छ हातांनी केले तर पेरिटोनियल डायलिसिसमधील संसर्ग सहज टाळता येतो.

गैरसमज - हिमोडायलिसिसमध्ये फक्त पाणी काढून टाकले जाते. जर मला चांगल्या प्रमाणात लघवी होत असेल, तर मला हिमोडायलिसिस घेण्याची गरज नाही.

क्रॉनिक किडनी डिसीज (सीकेडी - CKD) च्या शेवटच्या टप्प्यात केवळ काही टक्के रुग्णांमध्ये लघवीचे प्रमाण ठीक असते.

इतर सर्व रूग्णांमध्ये लघवीचे प्रमाण फार कमी असते किंवा पूर्णतः नसते.

परंतु या लघवीमध्ये सर्व अपशिष्ट पदार्थ किंवा कचरा नसतो, जो सामान्य किडनीच्या लोकांच्या मूत्रात असतो.

दुसऱ्या शब्दांत, हे मूत्र फक्त पाणी आहे. त्यात युरिया, क्रिएटिनीन, पोटॅशियम आणि ॲसिड (आम्ल) नसते.

हे सर्व पदार्थ अजूनही शरीरात जमा होत असतात, जरी आपल्याला लघवीचे प्रमाण चांगले दिसत असले तरीही.

डायलिसिसद्वारे, आपण केवळ शरीरातून जास्तीचे पाणी काढून टाकत नाही, तर वरील सर्व कचरा देखील साफ करत असतो. जर तुम्ही चांगल्या प्रमाणात लघवी करत असाल, तर तुमच्या डायलिसिस दरम्यान कमी पाणी काढून टाकले जाईल. पण डायलिसिस कमी करून किंवा न करून, हा सर्व कचरा शरीरात जमा होईल आणि तुम्हाला त्रास देईल.

सत्य -

* **हिमोडायलिसिसमध्ये, पाण्याव्यतिरिक्त, युरिया, क्रिएटिनीन, पोटॅशियम, ॲसिड आणि इतर अनेक कचरा काढून टाकला जातो.**

गैरसमज - आपण डायलिसिसवर आहोत. आपण काहीही खाऊ शकतो, विशेषत: डायलिसिसच्या दिवशी, कोणतीही पथ्ये पाळावी लागत नाहीत!

हे खरे आहे की, डायलिसिस रुग्णांसाठी, शाकाहारी आहारात, फार कमी पथ्ये सांगितली जातात.

पण याचा अर्थ असा नाही की कोणतीही पथ्ये नाहीत.

पोटॅशियमशी संबंधित आहार-पथ्ये कायम असतात.

पाण्याचे सेवन कमी ठेवणे महत्त्वाचे आहे, जेणेकरून दोन डायलिसिस दरम्यान जास्त वजन वाढू नये.

डायलिसिसच्या दिवशी आपण जे काही खातो, ते पचल्यानंतर 4 ते 6 तासांनंतर ते आपल्या रक्तात जमा होते.

या वेळेपर्यंत, जर आपले डायलिसिस झाले असेल, तर ते आपल्यासाठी धोकादायक ठरु शकते.

सत्य -

★ डायलिसिसच्या दिवशी डायलिसिस रुग्णांचे आहार-पथ्ये कमी होत नाहीत.

★ त्या दिवशी आहार न पाळणे हानिकारक ठरु शकते.

10

किडनी प्रत्यारोपण (ट्रान्सप्लान्ट)

किडनी प्रत्यारोपण का ?

किडनीच्या आजारांमध्ये संपूर्ण जगात - भारत पहिल्या क्रमांकावर आहे.

किडनी निकामी होणे - ही एक अपंग करणारी, कणा मोडणारी समस्या आहे.

ह्या समस्येमुळे केवळ रुग्णच नव्हे, तर त्यांच्याबरोबर, संपूर्ण कुटुंबाला यातना भोगाव्या लागतात.

डायलिसिस ही एक महागडी, खर्चिक उपचार पद्धती आहे.

भारतातील बहुतेक रुग्णांना दीर्घकाळ डायलिसिस करता येत नसल्याचे सर्वात मोठे कारण - त्यांची आर्थिक परिस्थिती आहे.

किडनी प्रत्यारोपण -

* लोकप्रिय समजाच्या विरुद्ध, डायलिसिसच्या तुलनेत, कमी खर्चिक पर्याय आहे.

* प्रत्यारोपण चांगले पुनर्वसन प्रदान करते.

सी.के.डी.स्टेज 5 वरील रुग्णांसाठी पर्याय -

जेव्हा दोन्ही किडनी पूर्णपणे निकामी होतात किंवा त्यांचे कार्य जर 10% पेक्षाही कमी असेल, तर किडनीचे कार्य कृत्रिमरित्या करण्याची आवश्यकता असते.

या टप्प्यावर दोन पर्याय आहेत -

* डायलिसिस

* किडनी प्रत्यारोपण (ट्रान्सप्लान्ट)

किडनी निकामी झाल्यामुळे शरीरात जमा होणारे विषाक्त पदार्थ (कचरा) काढून टाकणे हा डायलिसिसचा उद्देश आहे.

याचा अर्थ, डायलिसिस किडनीच्या उत्सर्जन कार्यांची काळजी घेते.

तथापि, सामान्य किडनीच्या कार्याच्या तुलनेत, डायलिसिस केवळ 10% - 15% उत्सर्जन कार्य करते.

किडनीची अनेक उत्पादन कार्य आहेत -

* विटामिन डी तयार करणे.

* एरिथ्रोपोएटिन हॉर्मोन तयार करणे, जो रक्तातील हीमोग्लोबिनची पातळी राखतो.

* रक्तदाब नियंत्रित करणारे अनेक पदार्थ तयार करणे.

ही उत्पादन कार्य डायलिसिसद्वारे केली जात नाहीत.

म्हणून, किडनी प्रत्यारोपण हा एक संपूर्ण उपाय आहे.

या ऑपरेशनद्वारे, एक सामान्य कार्य करणारी किडनी, रुग्णाच्या शरीरात बसवली जाते.

ही किडनी सगळी कामे करते -

* उत्सर्जन कार्य,

* उत्पादन कार्य आणि

* नियामक कार्य.

प्रत्यारोपित किडनी - सामान्य कार्य करणाऱ्या किडनीच्या तुलनेत 50% - 60% कार्य प्रदान करते.

किडनी प्रत्यारोपण यशस्वी होतात का?

किडनी प्रत्यारोपण सामान्यतः यशस्वी होत नाहीत - हा एक गैरसमज आहे.

खरं तर, किडनी प्रत्यारोपण हा जगभरात एक प्रस्थापित कार्यक्रम आहे.

सर्व चांगल्या केंद्रांमध्ये यशस्वी प्रत्यारोपणाची आकडेवारीही जवळपास सारखीच आहे.

प्रत्यारोपणानंतरच्या प्रथम वर्षात - रुग्णांचा जगण्याचा दर 95% आणि प्रत्यारोपित किडनीचा दर (नवीन किडनी) 90% आहे.

सोप्या भाषेत सांगायचे तर, अपयशाची संभाव्यता 5 ते 10% पेक्षाही कमी आहे!!

चांगले आयुष्य जगण्याची ही सुवर्ण संधी आहे.

प्रत्यारोपणानंतर जीवनाचा दर्जा सुधारतो.

डायलिसिसवर असताना रुग्ण नैतिक, भावनिक आणि आर्थिकदृष्ट्या कुटुंबावर अवलंबून असतो.

तो त्याची नौकरी, उपजीविका किंवा कमावण्याची क्षमता अंशतः किंवा पूर्णपणे गमावून बसलेला असतो.

प्रत्यारोपणानंतर या सर्व परिस्थिती सामान्य होतात.

आठवड्यातून तीन वेळा डायलिसिस मशिन्सच्या मदतीने जगणारी व्यक्ती - यशस्वी प्रत्यारोपणानंतर - मशिनपासून मुक्त होते.

याचा अर्थ, त्यांच्याकडे आता कामावर उत्पादक (प्रोडक्टिव) होण्यासाठी आणि घरच्या जबाबदाऱ्या स्वीकारण्यासाठी अधिक वेळ तसेच उमेद आहे.

अधिक ऊर्जावान आणि कार्यक्षम वाटते. नवी आशा जागृत होते.

एखादी व्यक्ती मनोरंजक कार्यक्रम आणि काही खेळांमध्ये देखील भाग घेऊ शकते. (वर्ल्ड ट्रान्सप्लान्ट गेम्स)

परंतु, किडनी प्रत्यारोपण खूप महाग आहे!!

हा एक गैरसमज आहे.....

प्रत्यारोपण शस्त्रक्रियेसाठी तात्काळ खर्च जास्त असू शकतो, खर्च जास्त वाटू शकतो.

परंतु जेव्हा आपण प्रत्यारोपणानंतरच्या दीर्घकालीन खर्चाची गणना करतो, तेव्हा तो, एक ते दोन वर्षांनी, हळूहळू कमी होत जातो (जसा-जसा महाग औषधांचा डोस कमी केला जातो).

डायलिसिसचा खर्च सारखाच असू शकतो किंवा प्रत्यक्षात - महागाईचा दर पाहता - वाढण्याची शक्यता असते.

त्यामुळे पाच वर्षांच्या शेवटी, प्रत्यारोपण खरोखर स्वस्त आहे!!

आणि जर तुम्ही या जमाखर्चात "चांगली जीवनशैली" जोडली तर, किडनी प्रत्यारोपण अमूल्य ठरते.

त्यामुळे, योग्य फायदे लक्षात घेऊन, डायलिसिसपेक्षा किडनी प्रत्यारोपण निवडणे अधिक तर्कसंगत आहे.

किडनी प्रत्यारोपण -

✷ डायलिसिसपासून मुक्ति मिळते,

✷ जीवनाची गुणवत्ता सुधारते,

✷ जगण्याची शक्यता वाढते आणि

✷ सर्वांत उत्तम, दीर्घकाळाचा विचार करता याची किंमत कमी आहे!

11

किडनी प्रत्यारोपणाचा आढावा

किडनी प्रत्यारोपण चिकित्सा ही सर्वोत्तम चिकित्सा आहे. डायलिसिसच्या तुलनेत, ती एक चांगली जीवनशैली प्रदान करते. जगण्याची क्षमता सुधारते.

यामध्ये दोन पर्याय आहेत -

* लाइव, रिलेटेड डोनर किडनी - जिवित, संबंधित दात्याची किडनी - पहिली निवड

* कॅडेवर किडनी

किडनी प्रत्यारोपणासाठी कोण पात्र आहे?

सी.के.डी. स्टेज 5 वर पोहोचल्यावर, दोन पर्याय आहेत -

* किडनी प्रत्यारोपण

* दुसरा पर्याय म्हणजे आयुष्यभर डायलिसिसवर राहणे.

असे असले तरी प्रत्यारोपणाची तयारी सुरू असताना, डायलिसिस सुरू केले जाते. तथापि, डायलिसिसची गरज भासण्यापूर्वीच किडनी प्रत्यारोपण केले जाऊ शकते. याला पूर्व-किडनी प्रत्यारोपण म्हणतात. (प्रिएम्पटिव किडनी ट्रान्सप्लान्ट). यशस्वी किडनी प्रत्यारोपणानंतर डायलिसिसची गरज नसते.

किडनी प्रत्यारोपणासाठी काय आवश्यक तयारी लागते?

* वैद्यकीयदृष्ट्या तंदुरुस्त प्राप्तकर्ता (मेडिकली फिट रेसिपियन्ट) जो किडनी प्रत्यारोपणासाठी पात्र आहे.

* एक दाता (डोनर) ज्याचा रक्तगट (ब्लड ग्रुप) सुसंगत आहे.

* किडनी-रोग विशेषज्ञ, किडनी प्रत्यारोपण करण्यात तज्ञ आणि अनुभवी.

* एक यूरोसर्जन, प्रत्यारोपण शस्त्रक्रिया करण्यात अनुभवी.

* सर्वात महत्त्वाचे म्हणजे, किडनी प्रत्यारोपणासाठी लागणारे एक मल्टी स्पेशालिटी हॉस्पिटल, ज्याला प्रत्यारोपणासाठी मान्यता मिळाली आहे.

किडनी कोण दान करू शकते?

विद्यमान **मानवी अवयव प्रत्यारोपण कायदा 2011** (मानवी अवयव प्रत्यारोपण कायदा, **ह्युमन ऑर्गन ट्रान्सप्लान्ट एक्ट - होटा, 2011**) नुसार प्राप्तकर्त्याचे

* माता - पिता,

* भाऊ - बहीण,

* मुले,

* पती किंवा पत्नी,

* आजी आजोबा - आईकडील किंवा वडिलांकडील.

त्यांना प्रथम नातेवाईक (प्रथम डिग्री) म्हणतात.

रक्तगट सुसंगत असल्यास यापैकी कोणीही एक अवयवदाता होऊ शकतो.

वर नमूद केलेल्या नातेवाईकांव्यतिरिक्त, जर कोणी दाता असतील, तर त्यांना कायद्याने 'असंबंधित' मानले जाते.

रक्तगटाची सुसंगतता (ABO ब्लडग्रुप कम्पॅटिबिलिटी) रक्त संक्रमणाच्या (ब्लड ट्रान्सफ्युजन) बाबतीत सारखीच असते, तसेच आणखी महत्वाचे म्हणजे किडनी प्रत्यारोपणासाठी Rh अनुकूलता आवश्यक नाही.

रक्तगट 'AB' हा सार्वभौमिक प्राप्तकर्ता (युनिवर्सल रेसिपियन्ट) आहे तर, O हा सार्वभौमिक दाता (युनिवर्सल डोनर) आहे.

किडनी कोण दान करू शकत नाही?

किडनी दान प्रतिबंधित करणाऱ्या अटींची यादी खालीलप्रमाणे आहे.

खालील कारणांमुळे किडनी दान करता येत नाही -

* मानसिक रोग, ज्यामध्ये किडनी दानाची संमती देण्याची क्षमता नसते किंवा बिघडलेली असते.

* आमली पदार्थ किंवा मदीरेचा सक्रिय गैरवापर करणारे.

* प्रगत किडनी रोगाची चिन्हे आणि लक्षणे असणारे.

* वारंवार किडनी स्टोन्स किंवा दोन्ही किडनी मध्ये स्टोन्स (पथरी, खडे) होणे.

* मधुमेह, ज्यामध्ये किडनी निकामी होण्याची लक्षणे दिसू लागली आहेत.

* अति उच्च रक्तदाब.

* कैंसर (कर्करोग).

* सक्रिय संक्रमण (एक्टिव इन्फेक्शन).

* क्रॉनिक एक्टिव वायरल इन्फेक्शन - सक्रीय विषाणू संक्रमण (हेपेटाइटिस बी किंवा सी, एचआईवी).

* लक्षणीय यकृत रोग.

* गर्भधारणा.

संबंधित कारणे, ज्यामध्ये सध्या किडनी दान करण्यास मनाई आहे -

* दात्याचे वय 18 वर्षांपेक्षा कमी किंवा 65 वर्षांपेक्षा जास्त आहे.

* रुग्णाचा लट्ठपणा.

* सौम्य रक्तदाब किंवा सहज उपचार करता येणारा उच्च रक्तदाब.

* काही मूत्र विकृती.

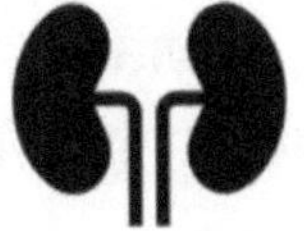

जीवित - किडनी प्रत्यारोपण
(लाइव, रिलेटेड)

डोनर (किडनी दाता) वर्कअप -

संपूर्ण कुटुंब एकत्र आल्यावर (फॅमिली कॉन्फरन्स) दाता (डोनर) ठरवला जातो.

दात्याची ओळख, त्याचा संपूर्ण वैद्यकीय इतिहास नोंदवला जातो.

सखोल, तपशीलवार क्लिनिकल तपासणीनंतर (डीटेल क्लिनिकल एक्झॉमिनेशन), दात्याला प्रयोगशाळेच्या वर्कअप साठी (लॅब वर्कअप) पाठवले जाते.

* पहिला टप्पा म्हणजे रक्तगट संगतता (ABO) तपासणे.

* जर रक्तगट सुसंगत असेल (रक्त-गट जुळत असेल), तर दात्याची किडनीच्या कार्यासाठी चाचणी केली जाते.

* किडनीचे कार्य चांगले असल्यास आणि इतर कोणतेही धोके नसल्यास, केवळ संभाव्य दात्यालाच किडनी-दान करण्यास पात्र मानले जाते.

* सिरोलॉजिकल चाचण्यांद्वारे संसर्ग पसरण्याची (इन्फेक्शन ट्रान्समिशन) शक्यता तपासली जाते. किडनी दान करण्यापूर्वी कोणताही सक्रिय संसर्ग, विशेषत: मूत्रमार्गाच्या संसर्गावर पूर्णपणे उपचार केले पाहिजेत.

* सामान्य व्यक्तीमध्ये उद्भवणारे विशिष्ट विषाणूजन्य रोग (उदा. CMV, EBV) इम्युनोसप्रेस्ड झालेल्या व्यक्तीमध्ये जीवघेणे ठरू शकतात आणि किडनी-दान करण्यापूर्वी ते तपासले जाणे आवश्यक आहेत.

* दात्याचे किडनीचे कार्य निश्चित करण्यासाठी, 24-तासाचे मूत्र क्रिएटिनीन क्लिअरन्स तपासले जाते. किंवा परमाणु चिकित्सा अध्ययन (न्युक्लियर मेडिसिन स्टडी - DTPA GFR) वर किडनीच्या कार्याची पातळी मोजून तत्सम माहिती मिळवता येते.

* शस्त्रक्रियेपूर्वी किडनीच्या रक्त पुरवठ्याची सर्जिकल अनाटोमी (शरीररचना) स्पष्टपणे चित्रित केली पाहिजे. उपलब्धतेनुसार हे एकतर पारंपरिक किडनी अँजिओग्राम किंवा डिजिटल सबट्रेक्शन अँजिओग्राम (DSA) किंवा संगणित टोमोग्राफी (CT) अँजिओग्रामद्वारे केले जाते. या चाचण्या शस्त्रक्रियेच्या दृष्टिकोनातून शारीरिक वर्णन देतात.

एचएलए टेस्ट आणि लिम्फोसाइट क्रॉसमाच -

ह्युमन ल्यूकोसाइट एंटीजन (एचएलए, HLA), किडनी प्रत्यारोपणामध्ये दीर्घकालीन परिणाम निर्धारित करणाऱ्या प्रतिजनांचा (एंटीजन) एक संच आहे. समान जुळ्या मुलांमध्ये (आयडेन्टिकल ट्विन्स) 100% एचएलए संयोजन असते.

इतर भावंडांमध्ये 100% जुळणी (एचएलए समान), 50% जुळणी (हॅप्लो आइडेंटिकल) किंवा त्यांच्यामध्ये शून्य समानता असू शकते.

पालकांची, त्यांच्या संततीशी, 50% एचएलए समानता असते.

जर एक चांगला एचएलए जुळत असेल तर, इम्युनोसप्रेशनची गरज कमी असते. ग्राफ्ट (नवीन किडनी) दीर्घकाळ टिकतो.

जरी एचएलए जुळणी 100% असली तरीही, इतर अनेक प्रतिजैविक उत्तेजक आहेत जे प्राप्तकर्त्याद्वारे रोगप्रतिकारक प्रतिक्रिया उत्तेजित करू शकतात. यामुळे नवीन किडनी देखील खराब होऊ शकते.

ही माहिती लिम्फोसाइट क्रॉसमॅच करून शोधली जाऊ शकते.

लिम्फोसाइट क्रॉसमॅच चाचणी पॉझिटिव्ह असल्यास, दाता त्या प्राप्तकर्त्यासाठी 'योग्य नाही' असे मानले जाते.

या टप्प्यात प्रक्रिया थांबवली जाते आणि कुटुंबातील इतर सदस्यांमधून नवीन दात्याचा शोध घेतला जातो.

ही स्थिती - स्त्रियांमध्ये एकाधिक गर्भधारणेनंतर किंवा दात्याच्या विशिष्ट संसर्गानंतर उद्भवते.

रेसिपियन्ट (प्राप्तकर्ता) वर्कअप -

वर नमूद केलेल्या सर्जिकल फिटनेस आणि विषाणूजन्य रोगांसाठी वर्कअप मुख्यत्वे निर्धारित केले आहेत आणि त्यांच्या परिणामांचा दात्यासारखाच निष्कर्ष काढला जातो.

प्रत्यारोपण शस्त्रक्रिया -

दोन सर्जिकल टीम दाता आणि प्राप्तकर्त्यावर एकत्र काम करतात.

दात्याची डावी किडनी, पेरीटोनियल सॅकच्या बाहेर, प्राप्तकर्त्याच्या उजव्या इलियाक फोसामध्ये (मांडीजवळ) प्रत्यारोपित केली जाते.

दोन्ही जुन्या किडनी सामान्यतः जतन केल्या जातात, कारण त्या निरुपद्रवी असतात आणि प्रत्यारोपणानंतरही काही कार्य करण्यास हातभार लावू शकतात.

शस्त्रक्रिया करूनही महागडी औषधे का?

नवीन किडनी, जरी ती खूप चांगली मॅच असली तरीही, प्राप्तकर्त्याच्या शरीरात एक 'विदेशी' रचना आहे (फॉरेन स्ट्रक्चर), एक परदेशी अवयव आहे.

म्हणून, प्राप्तकर्त्याची प्रतिकारशक्ती हा नवीन 'अवयव' नाकारण्याचा प्रयत्न करते.

हे 'नकार' टाळण्यासाठी, समान जुळी मुले वगळता, या महागड्या औषधांद्वारे इम्युनोसप्रेशन आवश्यक आहे.

या मध्ये -

* **ग्लुकोकॉर्टिकॉइड्स**, च्या बरोबर
* **साइक्लोस्पोरिन** किंवा **टॅक्रोलिमस**,
* **माइकोफेनोलेट (एमएमएफ)** किंवा
* **एज़ैथियोप्रीन** सारख्या औषधांचा समावेश आहे.

नवीन, अधिक शक्तिशाली औषधांमध्ये **सिरोलिमस** आणि **एवरोलिमस** यांचा समावेश होतो.

एचएलए जुळणी खराब असल्यास, लिम्फोसाइट्स विरूद्ध **मोनोक्लोनल किंवा पॉलीक्लोनल ऍन्टीबॉडीजच्या** स्वरूपात **'इंडक्शन'** एजंट वापरला जातो.

ही औषधे शस्त्रक्रियेच्या एक किंवा दोन दिवस आधी सुरू केली जातात.

एंटीबॉडी सामान्यतः शस्त्रक्रियेपूर्वी आणि ठराविक अंतरानंतर दिली जातात.

ही औषधे आयुष्यभर घ्यावी लागतात.

किडनी प्रत्यारोपणाचे परिणाम -

शक्तिशाली इम्यूनोसप्रेसन्ट्ससह, परिणाम आता उत्कृष्ट आहेत.

यशस्वी किडनी प्रत्यारोपण प्राप्तकर्ता किमान 10 ते 12 वर्षे डायलिसिसपासून मुक्त असतो आणि काही व्यक्तींमध्ये, त्याहूनही अधिक काळ.

या कालावधीनंतरही जेव्हा किडनी निकामी होते तेव्हा रुग्णाला पुन्हा डायलिसिसवर जाण्याऐवजी दुसऱ्या किडनी प्रत्यारोपणाचा पर्याय असतो!

13

कॅडेवर किडनी प्रत्यारोपण

किडनी प्रत्यारोपण हा रिनल रिप्लेसमेंट थेरपीचा (आरआरटी) सर्वोत्तम प्रकार आहे.

यासाठी किमान मूलभूत गरज असते सुसंगत किडनी दात्याची.

जगभरात किडनीची मागणी पुरवठ्यापेक्षा जास्त आहे.

भारतात, कुटुंबातील सदस्य, म्हणजे लिविन्ग किडनी डोनर्स - जिवंत किडनी दाता - हे किडनीचे प्रमुख स्त्रोत आहेत.

इतर स्त्रोत - अत्यंत आजारी रूग्णांचे असू शकतात - ज्यांना डॉक्टरांच्या पथकाने 'ब्रेन डेड' म्हणून घोषित केले आहे.

हे रुग्ण 'कॅडेवर' आहेत, जे इतर रुग्णांना मदतीसाठी आपले अवयव दान करू शकतात.

'कॅडेवर' म्हणजे काय?

वर नमूद केल्याप्रमाणे, **कॅडेवर** हे असे रुग्ण आहेत जे आईसीयू मध्ये दाखल आहेत आणि - बरे होण्याच्या पलीकडे - आजारी आहेत.

सहसा हे डोक्याला दुखापत झालेले रुग्ण किंवा ब्रेन हीमरेजचे रुग्ण असतात.

त्यांच्या मेंदूला गंभीर दुखापत झालेली असते, जी बरी होणार नसते.

त्यांचे इतर महत्त्वाचे अवयव या वेळी कार्यरत असतात आणि दान करण्यास सक्षम असतात.

ब्रेन डेथ म्हणजे काय?

ब्रेन डेथ - मेंदूचा मृत्यू - ही अशी स्थिती आहे जिथे मेंदूला गंभीर नुकसान झाले आहे आणि ते ठीक होण्याची कोणतीही शक्यता नसते.

रुग्णावर केलेल्या चाचण्यांच्या संचादवारे याचे निदान केले जाते.

मेंदू शरीरातील उर्वरित हालचालींवर नियंत्रण ठेवत असल्याने, जेव्हा मेंदूला हानी पोहोचते, तेव्हा इतर सर्व महत्त्वपूर्ण कार्ये देखील कमी होतात किंवा बिघडतात. रुग्णाचा रक्तदाब सामान्य श्रेणीत ठेवण्यासाठी औषधांची आवश्यकता असते आणि श्वासोच्छ्वासासाठी व्हेन्टिलेटरचा वापर केला जातो.

मेंदू मृत झाल्यामुळे रुग्णाला संवाद साधता येत नाही, बोलता येत नाही आणि हालचाल करता येत नाही.

सर्व व्यावहारिकदृष्ट्या, मेंदूचा मृत्यू हा संपूर्ण मृत्यू सारखाच असतो, फक्त शरीर जिवंत असते.

ब्रेन डेथ - मेंदूच्या मृत्यूचे निदान कोण करते?

ब्रेन डेथचे निदान करणारी डॉक्टरांची टीम असते.

टीम मध्ये समाविष्ट आहेत -

* क्रिटिकल केयर विशषेज़,

* चिकित्सक,

* न्यूरोसर्जन आणि

* न्यूरोलॉजिस्ट

ही टीम, दोन वेगवेगळ्या प्रसंगी, चाचण्यांचा एक-एक संच (सेट) करते आणि त्या परिणामांवर आधारित, मेंदूच्या मृत्यूचे निदान करते.

कोणते अवयव दान करता येतात?

* किडनी

* यकृत (लिवर)

* डोळे

* हृदय

* फुफ्फुसे

* आतडी

* स्वादुपिंड (पॅन्क्रियाज)

* त्वचा

* हाडे

दान केले जाऊ शकतात.

अशा दानासाठी कोण संमती देते?

असे करण्याचे अनेक मार्ग आहेत.

सर्वोत्कृष्ट परिस्थिती अशी आहे की रुग्णाने स्वतः त्याचे अवयव दान करण्याची शपथ घेतली आहे आणि हे 'अवयव दान' कार्ड नेहमी आपल्या बरोबर ठेवले आहे.

जर व्यक्तीने अवयवदानाची प्रतिज्ञा घेतली नसेल आणि त्याच्याकडे डोनर कार्ड नसेल, तर कुटुंब पुढे येऊन उपचार करणार्‍या टीमला असे दान करण्यास इच्छुक असल्याची माहिती देऊ शकते.

अवयवदानाच्या शक्यतेबाबत कुटुंबीयांना माहिती नसेल, तर रुग्णालयातील सामाजिक कार्यकर्ते त्यांना याची जाणीव करून देतात आणि रुग्णांचे अवयव दान करण्याची इच्छा असल्यास त्यांच्या कुटुंबीयांकडून ही चौकशी केली जाते.

या अवयव दानावर देखरेख करणारे सरकारी पथक आहे का?

झोनल ट्रान्सप्लान्टेशन को-ऑर्डिनेशन कमिटी (ZTCC) अर्ध-सरकारी संस्था आहे.

यात **वरिष्ठ सरकारी अधिकारी**, **वरिष्ठ प्रत्यारोपण सर्जन** आणि **प्रत्यारोपण चिकित्सकांसह** समर्पित सामाजिक **कार्यकर्त्यांचा** समावेश आहे.

ही कमिटी कॅडेवर दान केलेल्या अवयव प्रत्यारोपणाच्या संपूर्ण प्रक्रियेवर नियंत्रण ठेवते.

ZTCC कशी काम करते?

ZTCC, रक्तगटानुसार वर्गीकृत, नोंदणीकृत, प्रतीक्षा-सूचीबद्ध रुग्णांची यादी ठेवते - प्रतीक्षा यादी (वेटिंग लिस्ट).

संभाव्य अवयवदात्याची ओळख पटल्यानंतर ZTCC ला सूचित केले जाते.

ZTCC अनेक पॅरामीटर्सच्या आधारावर - एक उद्दिष्ट प्राधान्य स्कोअर (ऑब्जेक्टीव प्रायरीटायझेशन स्कोअर) - च्या आधारे, प्रतीक्षा यादीतून प्राप्तकर्त्यांची निवड करते.

अवयवदान शस्त्रक्रिया कधी केली जाते?

अवयवदानासाठी संमती मिळताच......

कॅडेवर इन्टेन्स सपोर्ट सिस्टीमवर - तीव्र समर्थन प्रणालीवर असल्याने - रक्तदाब खूप कमी होण्यापूर्वी किंवा हृदयाचे कार्य थांबण्यापूर्वी शस्त्रक्रिया करणे आवश्यक आहे.

संभाव्य प्राप्तकर्त्याला कधी सूचित केले जाते?

अवयव दानासाठी संमती मिळताच, ZTCC संभाव्य प्राप्तकर्त्याला सूचित करते, ज्याच्या मग मूलभूत चाचण्या आणि लिम्फोसाइट क्रॉस मॅच होतात.

जर क्रॉसमॅच नकारात्मक (निगेटिव्ह) असेल तर त्याला अवयव मिळू शकतो.

लाइव डोनर किडनी प्रत्यारोपणाच्या तुलनेत काय फरक आहेत?

कॅडेवर दान केलेले अवयव, प्रत्यारोपण करण्यापूर्वी, काही तासांसाठी एका विशेष द्रावणात (स्पेशल सोल्युशन) साठवले जातात.

हाच सर्वात मोठा फरक आहे.

परिणामी, लाइव डोनर किडनी प्रत्यारोपणाच्या विपरीत, कॅडेवर किडनी पूर्णपणे कार्यक्षम होण्यासाठी, काही तास ते काही दिवसही लागू शकतात.

लाइव डोनर किडनीमध्ये शस्त्रक्रियेची जागा बंद होण्याआधीच किडनी कार्यरत होते.

कॅडेवरिक किडनी प्रत्यारोपणामध्ये इम्यूनोसप्रेशन तीव्र असते आणि म्हणूनच, प्रत्यारोपणानंतर - संधीसाधू संसर्गाची शक्यता (अपॉरत्चुनिस्टिक इन्फेक्शन्स) - लाइव डोनर किडनी प्रत्यारोपणापेक्षा जास्त असते.

भाग 2
किडनी रोगांमध्ये घ्यावयाचा आहार -
एक पोषण-वैज्ञानिक दृष्टिकोण
डॉ. सुनीती अश्विनीकुमार खांडेकर

१

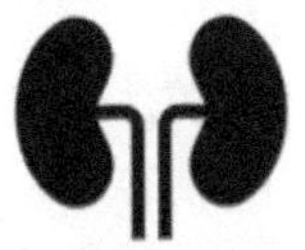

प्रस्तावना

"दोन्ही किडनी निकामी झाल्या आहेत - असे म्हणाले डॉक्टर. आता मी काय खाऊ?"

इथूनच आमचा संवाद सुरू होतो.

या किडनीच्या आजाराला - ज्याला आपण क्रॉनिक किडनी डिसीज म्हणतो - त्याची माहिती मिळाल्यावर जेव्हा रुग्ण आहाराची माहिती घ्यायला येतो, तेव्हाचे हे हमखास संभाषण.

मी आणि माझ्या समोर बसलेले अनेक लोक - मनात असंख्य प्रश्न घेऊन - आहाराविषयी जाणून घ्यायला येतात.

आता अजून काय ऐकायचे आणि समजायचे आहे, अशा अधीर मनाने, डोळ्यात अनेक प्रश्न, मनात संकोच घेऊन येतात.

हे प्रत्येकाच्या बाबतीत घडते. मग ते असोत प्रौढ, वृद्ध, मधुमेह, हृदयविकार, उच्च रक्तदाब, बायपास किंवा ॲंजिओप्लास्टी झालेले, लहान मूल असलेली आई किंवा मोठ्या कंपनीचे अधिकारी. किडनीचा आजार झाल्याचे कळताच प्रत्येकाचे मन डळमळीत होते.

किडनीच्या आजाराचा आपल्या मनावर इतका खोलवर परिणाम होतो की आपण प्रत्येक गोष्टीत सावधगिरी बाळगायला

लागतो. कोणतेही काम करण्यापूर्वी दहा वेळा विचार करतो की याचा आपल्या किडनीवर परिणाम तर होणार नाही ना?

आहाराविषयी विचार करतो.

किडनीच्या आजारात योग्य आहार घेणे अत्यंत आवश्यक आहे.

याचे दोन फायदे आहेत -

* रोग वाढण्यापासून प्रतिबंधित करते.
* कुपोषण होऊ देत नाही.

कुपोषणामुळे प्राथमिक रोग वाढतो आणि बाह्य जिवाणू संसर्गामुळे कुपोषण आणि अशक्तपणा येतो. त्यामुळे किडनीचे कार्य मोठ्या प्रमाणात कमी होते. हे अभेद्य चक्रव्यूहासारखे आहे.

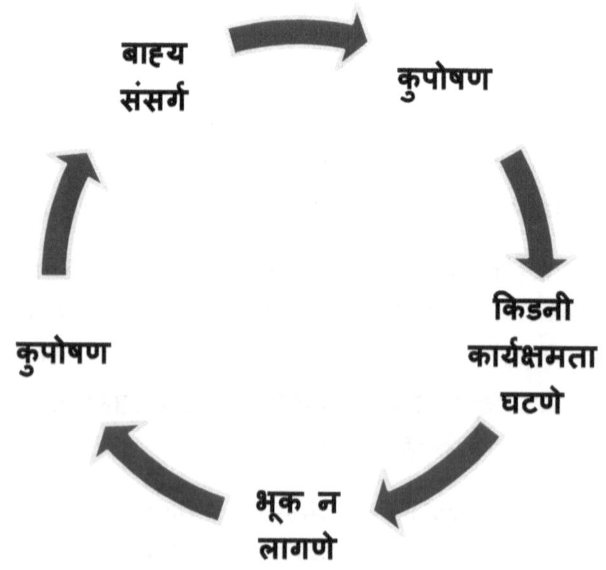

आपण माहिती गोळा करण्यात गुंततो - इंटरनेटवर शोधतो, पुस्तके वाचतो किंवा सल्ला घेतो. सर्वतोपरी या आजाराविषयी माहिती मिळवण्याचा प्रयत्न करतो.

या परिस्थितीत शास्त्रीय माहिती मिळवणे आवश्यक आहे. योग्य सल्ला घेणे आवश्यक आहे. जेणेकरून किडनीची कार्यक्षमता कमी होण्यापासून रोखता येईल.

आपण आहाराचे पालन केले पाहिजे.

किडनीच्या आजारातील आहार म्हणजे काही उकडलेले अन्न, मीठ-मिरपूड नसलेले किंवा चव नसलेले अन्न नाही.

इथे आपण विविध प्रकारचे पदार्थ खाऊ शकतो. अनेक मसाले वापरले जाऊ शकतात. आपण कधीही विचार केला नसेल असे स्वादिष्ट पदार्थ करू शकतो.

एक गोष्ट नेहमी लक्षात ठेवली पाहिजे की, प्रत्येक व्यक्ती वेगळी, भिन्न असते. त्याचप्रमाणे त्याची जीवनशैली, खाण्याच्या सवयी, शैक्षणिक दर्जा, आर्थिक स्तर, सामाजिक स्थिती आणि तसेच रोगाची स्थिती वेगळी असते.

जेव्हा किडनी-रोग विशेषज्ञ औषधे लिहून देतात तेव्हा ते रुग्णाच्या खालील बाबी विचारात घेतात:

* उंची

* वजन

* नाडी (पल्स)

* रक्तदाब (ब्लडप्रेशर)

* मधुमेहासाठी रक्तातील साखरेची चाचणी.

* किडनीसाठी - युरिया, क्रिएटिनीन, सोडियम, पोटॅशियम यांसारख्या रक्ताच्या चाचण्या.

* मूत्र (लघवी) तपासणी जसे की युरिन रूटीन - माइक्रोस्कोपी.

* केशिकागुच्छीय निस्पंदन दर- याला ग्लोमेरुलर फिल्ट्रेशन रेट (eGFR) म्हणतात.

* किडनी फेल्युअर स्टेज, 1 ते 5.

ज्याप्रमाणे प्रत्येक रुग्णासाठी औषधे वेगवेगळी असतात, त्याचप्रमाणे आहार देखील वरील सर्व बाबी लक्षात घेऊन लिहून दिला जातो.

ज्याप्रमाणे प्रत्येकासाठी सारखे औषध नसते, त्याचप्रमाणे आहाराचे देखील आहे.

आणि ज्याप्रमाणे औषधांमध्ये आणि त्यांच्या प्रमाणात - शारीरिक मापदंडांनुसार - बदल केले जातात - तसेच बदल आहारात - या शारीरिक मापदंडांनुसार केले जातात.

या पुस्तकाच्या माध्यमातून आमचा हाच प्रयत्न आहे की, क्रॉनिक किडनी डिसीज आजारामध्ये घ्यावयाच्या आहाराची, विशेषत: भारतीय अन्न व्यवस्थेतून - खाद्यसंस्कृतीतून घेतलेल्या आहाराची शास्त्रीय माहिती देता यावी.

धन्यवाद.

जय हिन्द।

२

वेगळे तरी एकसारखेच

आपण भारतीय आहोत.

जय हिन्द।

आम्हाला भारतीय असल्याचा अभिमान आहे, अभिमान आहे, अभिमान आहे. त्रिवार नमन....

आपण वेगळे आहोत. जगातील इतर देशांपेक्षा आपण वेगळे आहोत. भौगोलिक, सांस्कृतिकदृष्ट्या, आपली सभ्यता, आपले अन्न वेगळे आहे आणि या विविधतेतच आपली एकता, आपली ओळख, आपला आत्मा आहे.

काश्मीरपासून कन्याकुमारीपर्यंत, गुजरातपासून मिझोरामपर्यंत आपल्या देशातील प्रत्येक प्रांतात, वातावरण वेगळे आहे.

कुठे कडक ऊन आहे तर कुठे गार थंडी आहे, कुठे हवेत ओलावा आहे तर कुठे कोरडी जमीन आहे. या वेगळ्या वातावरणात आपण राहतो, खातो, पितो.

आपले अन्न ऋतूमानानुसार, वातावरणाने प्रेरित असते. रिमझिम पावसात चहा - भजी घ्या, कडाक्याच्या थंडीत

गरमागरम पुरी असो किंवा सामोसे, बटाटेवडे, चणे किंवा कचोरी, वितळवणाऱ्या उन्हात लस्सी किंवा कैरीचे पन्हे असावे, जे तन-मन थंडावते.

आपल्या भारतीय जेवणाची मजा काही औरच असते.

आपल्या खाद्यसंस्कृतीत वैविध्य आहे.

आपल्या दैनंदिन आहारात खालील पदार्थांचा समावेश असतो हे आपणा सर्वांना माहीत आहे -

* **कार्बोहाइड्रेट** (पिष्टमय पदार्थ) - तांदूळ, गहू, ज्वारी, मका, बाजरी यांसारखे कर्बोदके, ज्याला आपण तृणधान्ये म्हणतो.

* **प्रोटीन** (प्रथिने) - जसे की कडधान्ये, संपूर्ण किंवा स्वच्छ, अंकुरलेले मटकी, मूग, हरबरा, राजमा, चणे, चवळी, कडवे वाल आणि अंडी, मासे, मांस इ.

* **फॅट** (स्निग्ध पदार्थ) - जसे तेल किंवा तूप.

* **दूध** आणि दुधापासून बनवलेले चीज, दही, ताक, खीर, रसगुल्ला इ.

* **मिनरल्स** (खनिज पदार्थ) जसे मीठ आणि विविध मसाले.

* **विटामिन** आणि **फाइबर** जसे की भाज्या आणि फळे.

* **पाणी**, जल, नीर.

आपला रोजचा आहार या सर्व पदार्थांनी भरलेला असतो. आपण त्यांना वेगवेगळे किंवा एकटे खाऊ शकत नाही. हे सर्व मिळून आपले अन्न पौष्टिक करतात.

भारतीय पाककृतीमध्ये सर्व पदार्थ चांगले मिसळूनच पदार्थ तयार केले जातात.

प्रत्येक राज्याची, प्रत्येक प्रांताची, प्रत्येक घरातील स्वयंपाकाची पद्धत वेगळी, अद्वितीय आहे.

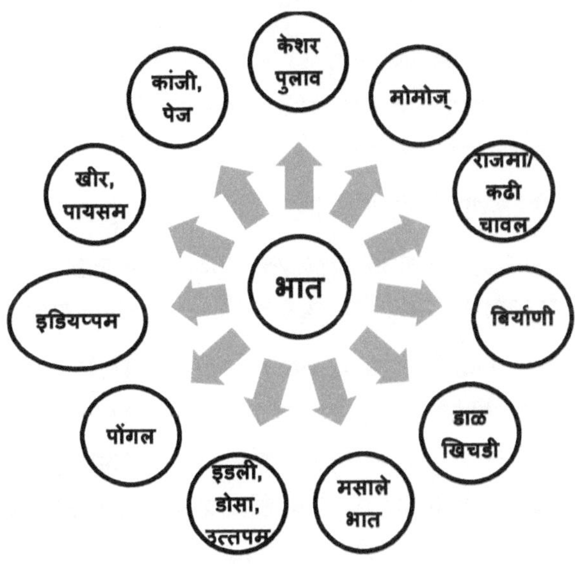

आता फक्त भाताचे उदाहरण घ्या-

* काश्मीरमध्ये केशर घालून घमघमणार- काश्मिरी केशर पुलाव,

* लडाखमध्ये तयार होणार नरम आणि गरमागरम मोमोज्,

* पंजाब-हरियाणात राजमा चावल आणि कढी चावल,

* लखनऊ मध्ये बिर्याणी,

* गुजरातमध्ये दाल-खिचडी,

* महाराष्ट्रात साधे-वरण-भात किंवा मसाले-भात किंवा नारळ-गूळ घालून नारळीभात,

✱ संपूर्ण दक्षिण भारतातील खास पदार्थ - इडली, डोसा, उत्तपम, अडाई, अप्पम - जे भारतात तसेच जगभरात मोठ्या प्रेमाने तयार केले जातात आणि खाल्ले जातात.

✱ कर्नाटकात दही-भात किंवा गोड भात,

✱ तामिळनाडूमध्ये खाल्ल्या जाणाऱ्या तांदळाच्या नूडल्सला इडियप्पम म्हणतात,

✱ केरळची तांदळाची खीर.

(माझ्या अपूर्ण माहितीबद्दल क्षमस्व - भारतातील कोणत्याही प्रांतातील खाद्यवैशिष्ट्यांचा अनावधानाने उल्लेख नसल्यास.)

अनेक गुणांनी युक्त कच्चा तांदूळ, विविध स्वादिष्ट पदार्थांमध्ये रूपांतरित केला जातो, तर विचार करण्यासारखी गोष्ट अशी की, भारतात किती धान्ये आणि कडधान्ये, भाज्या - वेगवेगळ्या, अगणित पद्धतींनी शिजवल्या जात असाव्यात.

भारतीय खाद्यसंस्कृतीचे आणखी एक वैशिष्ट्य म्हणजे, श्रीमती वीणा यांच्या सांबारची चव श्रीमती लक्ष्मीपेक्षा वेगळी असते. तसेच पम्मी आंटीचे कोबीचे पराठे आणि वीरू सहस्रबुद्धे यांच्या घरी बनवलेल्या पुरणपोळीबद्दल काय बोलावे.

आपण सर्वजण एकाच गिरणीचे पीठ खातो, पण प्रत्येक घरच्या पोळीची चव वेगळी असते. तेच मसाले शतकानुशतके 'चवीने खाणार, त्याला ...' येतात, पण प्रत्येक पदार्थाला वेगळीच चव असते. अशी आपली खाद्यसंस्कृती आहे.

हे लक्षात घेऊन आहारतज्ज्ञांशी चर्चा करायला हवी. आपल्याला आपल्या आहाराची संपूर्ण माहिती द्यावी लागेल, तरच आपण 'किडनी फ्रेंडली' आहाराचे नियोजन करू शकू.

आणि मग आपले सण-उत्सव आणि त्यांच्याशी संबंधित येणारे उपास-तपास आणि खान-पान.

उपवास का? आजार असेल तर कसले उपास आणि कसली दिवाळी?

उपास, व्रत याविषयी बोलायचे झाले तर कोणत्याही आजारात न खाता-पिता उपवास करणे चुकीचे ठरेल.

सणवार आनंदाने साजरे करणे, आनंद पसरवणे हे जेव्हा असते तेव्हा घरातील प्रत्येक सदस्याला आपण बरोबर घेऊन चलतो. आपण अशा सांस्कृतिक प्रवाहाचा भाग आहोत, ज्याच्या आचरणात "वसुधैव कुटुंबकम्" म्हणजेच प्रत्येकाला सामावून घेतले जाते.

आपण क्रॉनिक किडनी डिसीजच्या रुग्णाला सामान्य आणि दर्जेदार जीवन जगण्यास मदत केली पाहिजे. (जीवनाचा दर्जा निर्देशांक, क्वालिटी ऑफ लाइफ इन्डेक्स)

परंतु सावधान - "थोडी चव घ्या, एवढे खाऊन काही होणार नाही." कृपया हा प्रेमाचा आग्रह टाळावा.

वैधानिक इशारा - आग्रही विधाने आणि भावना आहारशास्त्राच्या दृष्टिकोनातून हानिकारक असतात.

आपल्याला यशस्वी जीवन जगायचे आहे.

क्रॉनिक किडनी डिसीजमध्ये - तोच यशस्वी जीवन जगला आहे - ज्याने या आजारानंतरही निरोगी जीवनशैली स्वीकारली आहे.

कविवर्य विंदा करंदीकर यांच्या या काव्यातून जगण्याची उमेद बघा कशी मिळेल....

आयुष्याला द्यावे उत्तर ....

असे जगावे दुनियेमध्ये, आव्हानाचे लावुन अत्तर,

नजर रोखुनी नजरेमध्ये, आयुष्याला द्यावे उत्तर...

नको गुलामी नक्षत्रांची, भीती आंधळी ताऱ्यांची,

आयुष्याला भिडतानाही, चैन करावी स्वप्नांची...

असे दांडगी इच्छा ज्याची, मार्ग तयाला मिळती सत्तर,

नजर रोखुनी नजरेमध्ये, आयुष्याला द्यावे उत्तर...

पाय असावे जमिनीवरती, कवेत अंबर घेताना,

हसू असावे ओठांवरती, काळीज काढुन देताना...

संकटासही ठणकावुन सांगावे, आता ये बेहत्तर,

नजर रोखुनी नजरेमध्ये, आयुष्याला द्यावे उत्तर...

करुन जावे असेही काही, दुनियेतुनी या जाताना,

गहिवर यावा जगास सारा, निरोप शेवटचा देताना...

स्वर कठोर त्या काळाचाही, क्षणभर व्हावा कातर-कातर,

नजर रोखुनी नजरेमध्ये, आयुष्याला द्यावे उत्तर...

3

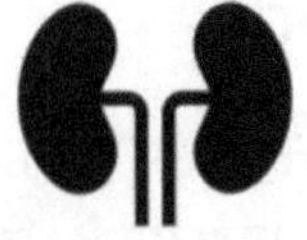

क्रॉनिक किडनी डिसीज आणि आहारशास्त्र

क्रॉनिक किडनी डिसीज - किडनी रोग - ज्यामध्ये किडनी शरीरातील, रक्तातला कचरा बाहेर काढण्यास असमर्थ होते.

हे खालील मापदंडांद्वारे ओळखले जाते-

रक्तात -

* क्रिएटिनीनमध्ये वाढ,
* युरिया वाढणे,
* सोडियम आणि पोटॅशियम मधील चढउतार,
* हिमोग्लोबिन ची कमतरता.

संतुलित पोषणाचा उद्देश -

1. पोषण स्थिती राखणे
2. सल्ल्यानुसार संतुलित आहार
3. योग्य व्यायाम
4. उच्च रक्तदाबावर नियंत्रण ठेवणे

5. किडनी निकामी होण्यास प्रतिबंध करणे/ रोखणे.

पोषण स्थिती राखण्यासाठी -

*   सल्ल्यानुसार संतुलित आहार घ्यावा. कधी कधी दुसरे काही खावेसे वाटते, पण आहाराकडे विशेष लक्ष द्यायला हवे. असे केल्याने - आपल्याला दीर्घकाळ निरोगी राहण्यास मदत होते.

*   चव - मुख्य समस्या? या आहारात मीठ, मसाले, सुका मेवा, काही फळे, काही भाज्या, काही पदार्थ तसेच बाहेरचे अन्न वर्ज्य आहे. रक्तातील असंतुलित युरियामुळेही तोंडाच्या चवीत बदल होतात. काही खाद्यपदार्थांबद्दल अलिप्तता, अनासक्ती विकसित होते, ते पदार्थ खाण्याची इच्छा होत नाही. चव आपल्या जिभेपर्यंत मर्यादित असते. अन्न एकदा घशातून अन्ननलिकेत गेले की मग ते चवीच्या पलीकडे. अन्न केवळ त्याच्या मूलभूत पोषक तत्वांवर आणि रासायनिक गुणधर्मांद्वारे ओळखले जाऊ लागते. त्यामुळेच पुलाव असो की बिर्याणी असो किंवा डाळ-खिचडी असो - प्रत्यक्षात कोणते पौष्टिक पदार्थ खाल्ले जातात हे महत्त्वाचे असते. (आपण काही स्वादिष्ट पाककृतींबद्दल नंतर बोलूयात.)

किडनी पूर्णपणे निकामी होण्यापासून वाचवणे किंवा मंदावणे, जेणेकरून डायलिसिसच्या गरजेला आणखी काही वेळ मिळावा याकरिता -

*   किडनी तज्ज्ञांच्या सल्ल्यानुसार अन्न, पाणी आणि औषधे यांचे नियमित सेवन करावे.

★ 'प्रमाणित' फिटनेस ट्रेनर (व्यायाम तज्ञ) च्या मदतीने योग्य व्यायाम, योग कार्यक्रमाची योजना आखावी.

रक्तातील नायट्रोजनयुक्त टाकाऊ पदार्थांचे संचय कमी करण्यासाठी आणि त्यांची मूत्रसंबंधी लक्षणे रोखण्यासाठी किंवा कमी करण्यासाठी -

★ जेवणात प्रथिन (प्रोटीन) चे प्रमाण सल्ल्यानुसारच घ्यावे.

★ योग्य प्रमाणात आणि योग्य दर्जाचे प्रोटीन खाल्ल्याने मळमळ, उलट्या, चक्कर येणे किंवा सुस्तीची भावना कमी होण्यास मदत होते.

द्रव आणि इलेक्ट्रोलाइटचा त्रास कमी करून, उच्च रक्तदाब नियंत्रित करणे -

★ द्रव-सेवन मोजणे आवश्यक आहे.

★ द्रवांमध्ये साधे पाणी तसेच इतर द्रव जसे की चहा, वरण, भाज्या, फळे आणि स्वयंपाकात वापरले जाणारे पाणी यांचा समावेश असतो.

★ अन्नातील मीठ आणि सोडियमयुक्त पदार्थांवर नियंत्रण ठेवावे.

★ पोटॅशियम आणि फॉस्फोरसयुक्त पदार्थांचा मर्यादित पण संतुलित आहार पाळावा.

काही महत्त्वाच्या गोष्टी -

✓ पौष्टिक आणि संतुलित आहार घ्यावा.
✓ तज्ज्ञांच्या सल्ल्यानुसार औषधे, अन्न व पाणी घ्यावे.
✓ नियमित व्यायाम केला पाहिजे.

- ✓ प्रोटीनच्या सेवनावर विशेष लक्ष दिले पाहिजे.
- ✓ मीठ, पोटॅशियम आणि फॉस्फोरसवर नियंत्रण ठेवल्यास रक्तदाब आणि इलेक्ट्रोलाइटचा त्रास टाळता येतो.
- ✓ मीठ मोजून खावे, पाणी मोजून प्यावे.

4

क्रॉनिक किडनी डिसीज स्टेजेस 1 – 4 चा आहार

या आहाराला आपण 'किडनी आहार' म्हणूया.

आपण स्टेज 5 च्या आहाराला डायलिसिसमध्ये घ्यावयाचा आहार म्हणू, ज्यामध्ये हिमोडायलिसिस आणि पेरीटोनियल डायलिसिसमध्ये पाळल्या जाणाऱ्या आहाराची स्वतंत्रपणे चर्चा केली जाईल.

रुग्णाला आहारविषयक माहिती तीन टप्प्यात द्यायला हवी -

1. मूल्यांकन -

* रुग्णाच्या सद्यस्थितीबद्दल सविस्तर चर्चा व्हायला हवी.

* हा रोग किती दिवसांपासून आहे, किती वर्षांपासून आहे?

* अलीकडे केलेल्या रक्त तपासणी अहवालाचा बारकाईने अभ्यास करावा.

* दैनंदिन आहाराची सर्वसमावेशक माहिती घेतल्यास खूप मदत होते.

* 3 ते 7 दिवसांच्या आहाराची नोंद डायरीत करावी.

✦ आहारातील आवडी-निवडी, धार्मिक भावना आणि आहाराचे सामाजिक परिणाम यावर चर्चा व्हायला हवी.

2. ध्येय स्थापित करणे -

परिस्थितीचे मूल्यांकन केल्यानंतर - खालील आहाराची उद्दिष्टे निश्चित करणे आवश्यक आहे -

* कॅलरीज
* प्रोटीन्स
* पाणी
* सोडियम (मीठाचे सेवन) आणि पोटॅशियम
* फॉस्फोरस
* कार्बोहाइड्रेट्स, तेल - तूप तसेच अन्नातील फायबरचे प्रमाण.

3. नियंत्रण आणि तपासणी -

* आहाराबाबत, रुग्णाने रोजनिशीत (डायरी) लिहावे.

* रुग्णाची सामान्य स्थिती आणि रक्ताचे मापदंड लक्षात घेऊन, दर 15 दिवसांनी आहारात बदल सुचवावा.

* एकदा का आहार - रक्ताच्या मापदंडानुसार - सुरू झाला की, पुढील वेळी तुमच्या किडनी तज्ञांचा सल्ला घेऊन, रक्त तपासणी करून घेण्यापर्यंत, आहार पाळला जाऊ शकतो.

* ज्याप्रमाणे औषधांमध्ये रक्ताच्या मापदंडांनुसार बदल केले जातात, त्याचप्रमाणे आहारातही बदल केले पाहिजेत.

★ किडनी तज्ज्ञांकडून तपासणी करून घेतल्यानंतर, तुमच्या किडनीच्या आहारतज्ज्ञांचा नक्कीच सल्ला घ्यावा.

काही महत्त्वाच्या गोष्टी -

✓ किडनीच्या आजारामध्ये आहारासंबंधीची माहिती ही एक आवश्यक बाब आहे.

✓ सर्वप्रथम, रुग्णाच्या आजाराचे आणि त्याच्या आहाराचे प्राथमिक मूल्यांकन करणे, त्या माहितीच्या मदतीने आहार-उद्दिष्ट निश्चित करणे आणि नियमित तपासणी करून रोग नियंत्रित करण्याचा प्रयत्न करणे - हा त्रिस्तरीय कार्यक्रम आहे.

✓ दर तीन महिन्यांनी - रक्त तपासणीचे मापदंड लक्षात घेऊन - आहारातही बदल केले पाहिजेत.

✓ जीवनाची गुणवत्ता (क्वालिटी ऑफ लाईफ) राखण्यासाठी नियमित औषधे, पौष्टिक किडनी-आहार आणि प्रशिक्षकाच्या देखरेखीखाली व्यायाम असा हा त्रिस्तरीय कार्यक्रम आहे.

5

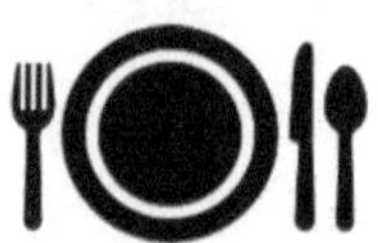

पोषण

पोषण म्हणजे काय?

पोषण हे अन्नाचे शास्त्र आहे. याला "आहारशास्त्र" असे म्हणतात.

चांगले आरोग्य राखण्यासाठी आणि ते वाढविण्यासाठी पोषण आवश्यक आहे, अन्न आवश्यक आहे.

अन्न ही आपल्या जीवनाची मूलभूत गरज आहे.

अन्नं पूर्ण ब्रम्हं

अन्न हे माणसाच्या आरामाचे, सुरक्षिततेच्या भावनेचे सर्वात आदिम स्वरूप आहे.

पोषक घटक काय आहेत?

(जे स्वयंपाक प्रक्रियेत आणि जास्त शिजवण्यात गमावले जातात)

जे पोषण देतात. ते योग्य प्रमाणात घेणे आवश्यक आहे. ते नियमितपणे घेणे आवश्यक आहे.

पोषक तत्वांचे ७ सामान्य वर्ग आहेत -

* **कार्बोहाइड्रेट्स** (जे आपल्याला धान्य, कडधान्ये, साखर, गूळ, फळे आणि बटाटे यांसारख्या कंदमुळांमधून मिळतात.)

* **प्रोटीन्स** (डाळी, हरबरा, राजमा, दूध, दही, अंडी, मासे आणि मांस खाल्ल्याने मिळतात.)

* **फॅट्स** (तेल, तूप आणि तेल-बिया खाल्ल्याने मिळतात.)

* **व्हिटामिन्स** (ए, बी कॉम्प्लेक्स, सी, डी, ई)

* **मिनरल्स** (सोडियम, पोटॅशियम, कॅल्शियम, फॉस्फोरस, आयरन)

* **पाणी**

* **फायबर** म्हणजेच रेशा हा आपल्या आहारातील एक महत्त्वाचा घटक मानला जातो. त्याचे सेवन केल्याने, आपली आतडी सुरळीतपणे कार्य करतात, बद्धकोष्ठतेपासून आपले संरक्षण करतात आणि काही पोषक तत्वांचे शोषण करण्यास मदत करतात.

प्रत्येक पोषकतत्व आणि फायबर आपल्या शरीरासाठी महत्वाचा आहे.

यापैकी काही पोषकतत्वे असे अत्यावश्यक असतात, ज्याशिवाय एखादी व्यक्ती कार्य करू शकत नाही.

अन्नामध्ये असलेले हे पोषक घटक मॅक्रो-पोषक (मॅक्रो-न्यूट्रिएंट्स) आणि सूक्ष्म-पोषकांमध्ये (माइक्रो-न्यूट्रिएंट्स) विभागले जाऊ शकतात.

मॅक्रो-न्यूट्रिएंट्स -

* यामध्ये **कार्बोहाइड्रेट्स, प्रोटीन्स, फॅट्स** यांचा समावेश असतो.

✸ हे अन्नाचे मुख्य स्रोत आहेत.

माइक्रो-न्यूट्रिएंट्स -

✸ यामध्ये **व्हिटामिन्स, मिनरल्स** यांचा समावेश असतो.

✸ ते कमी प्रमाणात आवश्यक आहेत.

आता आपण क्रॉनिक किडनी डिसीजच्या आहाराविषयी सविस्तर चर्चा करूया.

6

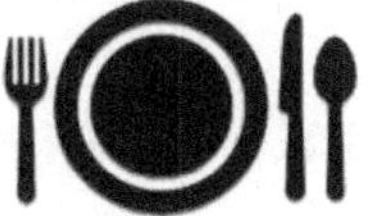

घरचे जेवण - अमृततुल्य

घरी शिजवलेल्या अन्नाची वैशिष्ट्ये -

✳ चांगले शिजवलेले असते.

✳ स्वच्छता पाळली जाते.

✳ पौष्टिक असते.

✳ आहारतज्ज्ञांच्या सल्ल्यानुसार शिजवलेले असते.

म्हणून, मनात कोणतीही शंका आणि दुसरा विचार नसावा.

"मनात आणि ताटातही घरचे अन्न असावे".

हे तत्त्व केवळ रुग्णांनीच नव्हे तर त्यांची काळजी घेणाऱ्यांनीही पाळले पाहिजे.

कधीकधी बाहेरचे अन्न स्वीकार्य असते, ठीक आहे.

बाहेरचे अन्न - तुम्ही निवडता तेव्हा - घरच्या अन्नाप्रमाणे स्वच्छ, निरोगी आणि पौष्टिक असावे.

गंमत म्हणजे, आपण घरचे जेवण हॉटेलच्या जेवणासारखे तिखट आणि स्वादिष्ट असावे अशी अपेक्षा करतो, तर हॉटेलच्या मेनूमध्ये आपण घरगुती पदार्थ शोधतो.

प्रत्येक घरात स्वयंपाकघर आहे, त्याचा पुरेपूर उपयोग व्हायला हवा.

काही महत्त्वाच्या गोष्टी -

जर तुम्ही घरी अन्न शिजवले तर-

- घरी बनवलेल्या चपातीत, सूपमध्ये किंवा ग्रेव्हीमध्ये काय काय घातले आहे याची आपल्याला पूर्ण माहिती असते.

- स्वयंपाकघरात स्वच्छता राखावी.

- प्रत्येक वेळी, वापरानंतर, सर्व भांडी, चाकू, चमचे, चिमटे, पकड, सांशी आणि साधने स्वच्छ करावीत.

- वापरात येणाऱ्या कच्च्या मालाची गुणवत्ता तपासली जाऊ शकते आणि नियंत्रित केली जाऊ शकते.

- सर्व पाककृती किडनी आहार मार्गदर्शक तत्त्वांनुसार (किडनी डाएट गाईडलाईन्स) शिजवल्या जाऊ शकतात.

- घरी शिजवावे आणि निरोगी अन्नाचा आस्वाद घ्यावा.

7

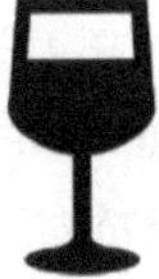 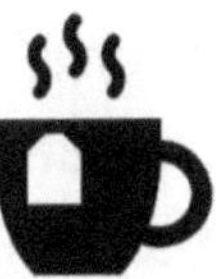 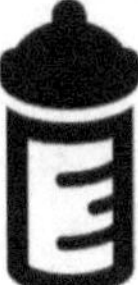

पाणी

क्रॉनिक किडनी डिसीज - किडनीचे कार्य हळूहळू कमी होते.

लघवीचे उत्पादन कमी होऊ लागते.

या अवस्थेत आपण अतिरिक्त पाणी प्यायलो तर आपल्या शरीरात पाणी साचू लागते. पायांवर, टाचांवर, चेहऱ्यावर सूज येऊ लागते. पोटाच्या रिकाम्या जागी आणि फुफ्फुसात पाणी साचू लागते, ज्यामुळे श्वास घेण्यास त्रास होतो.

रक्तदाब वाढतो आणि वजन वाढते.

शरीरात पाणी साचण्याची लक्षणे -

* पायांवर सूज येणे.

* वजन वाढणे.

* दम लागणे.

* रक्तदाब वाढणे.

* पोट फुगल्यासारखे वाटणे आणि पोटदुखी.

या अवस्थेत पाण्याचे सेवन मर्यादित ठेवणे किंवा कमी करणे आवश्यक आहे.

पाण्याचा वापर आणि द्रवपदार्थांचे सेवन - या दोन्हींमध्ये आपण नेहमी गोंधळून जातो.

जेव्हा किडनीतज्ज्ञ आपल्याला 24 तासांत (दिवसाला) 1.5 लिटर द्रवपदार्थ घेण्याचा सल्ला देतात, तेव्हा आपण 1.5 लिटर साधे पाणी पितो, आपण चहा किंवा दूध देखील पितो, आपण लस्सी, ताक, मद्दा पितो, रस्सा भाज्या खातो, वरण, कढी किंवा आमटी पितो. आपल्या स्वयंपाकासाठीही पाण्याचा वापर होतो.

हे सर्व मिळून द्रवपदार्थांचे सेवन 1.5 लिटरपेक्षा जास्त होते.

जर लघवीचे प्रमाण - सेवन केलेल्या द्रवपदार्थांच्या प्रमाणाएवढे किंवा त्यापेक्षा जास्त असेल तर - कोणतीही लक्षणे दिसत नाहीत. परंतु समस्या तेव्हा उद्भवते जेव्हा सूज येते आणि वर नमूद केलेली लक्षणे दिसतात आणि तरीही भरपूर द्रवपदार्थांचे सेवन सुरू असते.

दिवसेंदिवस लघवीचे प्रमाण कमी होऊ लागते. त्यामुळे आपल्या शरीरात साठलेले अतिरिक्त पाणी हृदयावर दाब निर्माण करते. त्यामुळे रक्तदाब वाढणे, श्वास घेण्यात अडचण येऊ शकते. कृपया काळजी घ्यावी. सर्व प्रकारचे द्रव मोजावे आणि वापरावे. लक्षात ठेवावे - स्वयंपाकासाठी पाणी आवश्यक आहे, पण पोटात जाताच ही सर्व रसायने त्यांचे गुणधर्म दाखवू लागतात.

पाण्याचे सेवन -

उकळलेले पाणी -

* रुंद तोंडाचे, स्वच्छ भांडे घ्यावे.
* बारीक चाळणीने किंवा धोतराच्या कपड्याने, रूमालाने पाणी गाळून भांड्यात भरावे.

* उकळी आणावी (बुडबुडे येईपर्यंत) आणि त्यानंतर, सुमारे 20 मिनिटे पाणी उकळावे.

* नंतर भांडे झाकून ठेवावे.

* पाणी थंड झाल्यावर दुसऱ्या स्वच्छ भांड्यात किंवा माठात भरावे.

* हे पाणी वापरण्यायोग्य झाले आहे.

फिल्टर केलेले पाणी -

* आधुनिक पाणी फिल्टर करण्याचे तंत्रज्ञान - रिव्हर्स ऑस्मोसिस, चारकोल फिल्टर आणि लेड फिल्टर - आधुनिक फिल्टर सर्व उपकरणांसह येतात.

* हे फिल्टर व्यवस्थित राखले गेले पाहिजेत, स्वच्छ केले पाहिजेत आणि नियमितपणे सर्विसिंग केले पाहिजेत.

* जुन्या शैलीचे कँडल फिल्टर यापुढे वापरू नयेत.

सामान्यतः विचारले जाणारे प्रश्न -

* किडनीच्या रुग्णाने एका दिवसात किंवा 24 तासात किती पाणी प्यावे?

* एका दिवसात किती पाणी वापरले जाते ते कसे मोजायचे?

सर्वप्रथम आपण चोवीस तासात किंवा दिवसभरात किती द्रवपदार्थ वापरतो हे जाणून घेतले पाहिजे.

यात समाविष्ट आहेत -

* चहा

* दूध

* वरण

* ताक, मठ्ठा

* पाणी

* स्वयंपाकासाठी लागणारे पाणी

आपण आपले दैनंदिन द्रव सेवन किंवा तरल पदार्थ सेवन कसे मोजू शकतो?

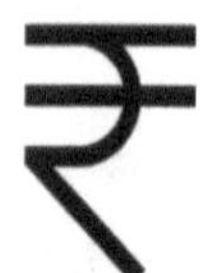 24-तासाची द्रव-पदार्थ बँक 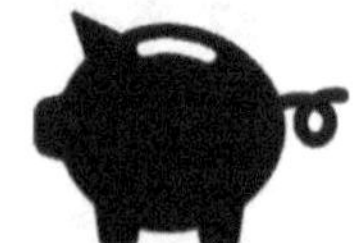

सुरुवातीला -

* एक लिटर पाणी मोजून बाटलीत भरावे. एक लिटर मापाच्या बाटल्या बाजारात सहज उपलब्ध आहेत. स्टेनलेस स्टील, काच किंवा तांब्याची बाटली वापरावी.

* आता दुसरी बाटली घ्यावी - जर ती एक लिटरची असेल तर अर्धीच भरावी, किंवा अर्धा लिटरची बाटली पाण्याने भरावी.

* ही आपली 'दैनंदिन द्रव भत्ता' किंवा '24-तास तरल-पदार्थ बँक' तयार झाली.

* आता चहा करायचा असेल तर या बाटलीतील पाणी वापरावे, म्हणजे किती पाणी शिल्लक आहे ते कळेल.

* किंवा आपल्या दैनंदिन तरल-पदार्थ बँकेतून - जेवढा चहा प्यायलो - तेवढे पाणी कमी केले पाहिजे.

* प्रत्येक वेळी जेव्हा आपण कोणतेही द्रवपदार्थ सेवन करतो, तेव्हा आपण वर नमूद केलेली पाणी काढण्याची पद्धत विधिपूर्वक, पद्धतशीरपणे केली पाहिजे.

* चहा आणि पाणी पिण्यासाठी लहान आकाराचा कप, पेला वापरावा. यामुळे आपण पूर्ण पेला पाणी प्यायलो आहोत अशी भावना निर्माण होते.

* आपण आपली औषधे आणि जेवणाच्या वेळा यांचे वेळापत्रक तयार केले पाहिजे, जेणेकरुन आपण औषधे घेण्यासाठी लागणाऱ्या पाण्याचा अतिरिक्त वापर टाळू शकतो. अन्नासह औषधे घ्यावीत, अन्न आणि औषधांची एकच वेळ निश्चित करावी.

* स्वतःला असे कामांमध्ये गुंतवून घ्यावे, जेणेकरुन आपल्याला आपल्या समस्या तसेच आपली तहान विसरण्यास मदत होईल.

* मधुमेहाच्या रुग्णांनी रक्तातील साखर नियंत्रणात ठेवावी. रक्तातील साखरेचे प्रमाण वाढल्याने तहान वाढते आणि शेवटी पाण्याचे सेवन वाढते.

ही योजना हिवाळा आणि थंड हवामानात कार्य करते.

 उन्हाळी युक्त्या 

भारतीय उन्हाळा आणि पावसाळ्याच्या सुरुवातीस उष्ण आणि दमट हवामान असते. हवेत उष्णता आणि आर्द्रता दोन्ही असतात.

पाणी सेवनासाठी खालील नियमांचे पालन करावे -

* उन्हात जाणे टाळावे.

* उन्हाळ्यात, थंड ठिकाणी, घरात रहावे. पंखा, कूलर, एअर कंडिशनर वापरावा.

* शक्यतो जास्त पाणी पिऊ नये.

* जेव्हा तहान लागेल तेव्हा -

    ▪ गुळण्या कराव्यात आणि पाणी थुंकून द्यावे,

    ▪ आपले ओठ ओले करावे,

    ▪ ओल्या आणि थंड कापडाने, पंच्याने आपला चेहरा वारंवार पुसावा.

* खडीसाखर, चमचमी साखर किंवा साखर फुटाणे, हलव्याचे दाणे तोंडात ठेवल्यास तोंडात लाळ येते, घसा कोरडा पडत नाही आणि तहान कमी लागते. (मधुमेहाच्या रुग्णांसाठी निषिद्ध.)

* तोंड कोरडे पडू नये म्हणून माऊथ फ्रेशनर, छोटी वेलची, लवंग किंवा सूंठाचा तुकडा तोंडात ठेवता येतो. प्रत्येक 3 ते 4 तासांनी तोंडातील पदार्थ बदलणे आवश्यक आहे. रात्री झोपण्यापूर्वी हे सर्व तोंडातून बाहेर काढावे आणि दिवसा वामकुक्षी घेताना देखील बाहेर काढावे, जेणेकरून झोपेत अनावधानाने आपण ते श्वास नलिकेत गिळू नये, ज्यामुळे गुदमरल्यासारखे होऊ शकते. शिवाय, सतत तोंडात काहीतरी ठेवल्याने तोंडाच्या आतील, नाजुक भागाला फोड येणे, सूज येणे आणि जखमा होऊ शकतात.

* फ्रूट आइस - क्रॉनिक किडनी डिसीज आजारामध्ये, खालील फळांचे सेवन केले जाऊ शकते, ज्याचे प्रमाण किडनी-आहारतज्ज्ञ ठरवून देतात - पेरू, सफरचंद, पपई, नाशपाती आणि अननस. या फळांचे लहान तुकडे करावेत आणि ते रेफ्रिजरेटरमध्ये - बर्फ तयार होतो - तिथे ठेवावेत. एकदा गोठल्यावर, तुम्ही या फळांचे तुकडे

आइस-कँडी म्हणून चोखू शकतात. यामुळे पाण्याशिवाय तहान शमण्यास मदत होईल.

* मीठ कमी खावे. जेवणात अतिरिक्त मीठ घेऊ नये. सॅलड, भात, पोळी, पुरी, पराठ्यात मीठ घालू नये. खारट पदार्थ आपली तहान वाढवतात.

* पापड, लोणची, चटण्या, सरबते - यामध्ये मीठ, साखर, अन्न संरक्षक घटक (जेणेकरून अन्न दीर्घकाळ खाण्यायोग्य राहते) आणि भरपूर पाणी असते. कृपया त्यांना टाळावे. ते आपली तहान वाढवतात.

* मसालेदार, तिखट, सणसणीत आणि तळलेले पदार्थ टाळावेत. सात्विक पदार्थ खावे, ज्यामध्ये मसाले, तेल किंवा तूप कमी प्रमाणात वापरले गेले असेल.

* ताजे, शुद्ध, कच्चे किंवा कमी शिजवलेले, भरपूर फायबरयुक्त असे सात्विक भोजन घ्यावे.

उन्हाळ्यातील उपाय हे पाण्याचे अतिरिक्त सेवन रोखण्यासाठी फायदेशीर ठरतात.

काही महत्त्वाच्या गोष्टी -

✓ 24-तासाची द्रव-पदार्थ बँक तयार करावी.

✓ एक-लिटरच्या बाटलीत पाणी भरावे.

✓ 'अर्धा पेला पाणी' या उपक्रमाचा स्वीकार करावा.

✓ लहान आकाराचे कप आणि पेले-फुलपात्रे वापरावीत.

✓ जेवण आणि औषधाच्या वेळा एकत्र ठेवाव्यात.

✓ मधुमेहामध्ये रक्तातील साखरेचे प्रमाण नियंत्रणात ठेवणे अत्यंत आवश्यक आहे.

- ✓ उन्हाळ्यात, थंड ठिकाणी, सावलीत रहावे.

- ✓ तहान लागल्यावर गुळण्या कराव्या, ओठ ओले ठेवावेत.

- ✓ ज्यांना मधुमेह नाही अशांनी तोंडात माऊथ फ्रेशनर, साखर किंवा फ्रूट आइस ठेवावा.

- ✓ मिठाचे सेवन मोजून, ते मर्यादित प्रमाणात करावे.

- ✓ मसालेदार, तिखट आणि तळलेले, तेलकट पदार्थ टाळावेत.

8

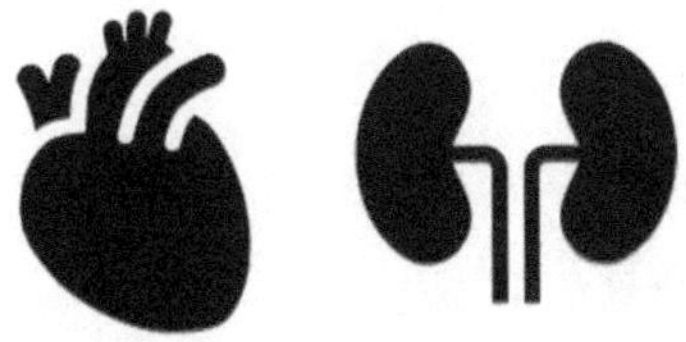

मीठ आणि सोडियम

आपण खातो ते मीठ आणि मिठासारखे पदार्थ आपल्या शरीरात सोडियम नावाच्या खनिजात रूपांतरित होतात.

रक्तातील सोडियम - आपल्या शरीरात -

* रक्तदाब (ब्लडप्रेशर) नियंत्रणात ठेवते.

* शरीरातील पाणी टिकवून ठेवते. आपल्या शरीराचा 70 टक्के भाग पाण्याने बनलेला असतो.

रक्तातील या सोडियमची पातळी नियंत्रणात ठेवण्याचे काम किडनी करते.

क्रॉनिक किडनी डिसीजमध्ये किडनी हळूहळू निकामी होतात. मग आपल्या शरीरातील रक्त आणि इतर द्रवांमध्ये असलेले सोडियम जमा होऊ लागते. बाहेर टाकले जात नसल्यामुळे, आपल्या शरीरातील सोडियम जमा होऊ लागते.

साधारणपणे रक्तातील सोडियमचे प्रमाण 135 - 145 meq प्रति लिटर असते.

जेव्हा रक्तामध्ये सोडियम वाढू लागते, तेव्हा ते शरीरात पाणी साठवू लागते.

* सोडियम कसे कार्य करते?

* अन्नातील मिठाचे प्रमाण आणि पाणी साचणे यांचा काय संबंध?

या प्रश्नांवर चर्चा करण्यापूर्वी, आपल्या शरीरातील तहान प्रणाली किंवा तृष्णा प्रणालीबद्दल जाणून घेऊया-

मीठ - आपले पांढरे - खाद्य मीठ रासायनिकदृष्ट्या सोडियम आणि क्लोराईड यांचे मिश्रण आहे. समुद्रातून तयार होणाऱ्या मिठाला रासायनिक भाषेत सोडियम क्लोराईड म्हणतात.

जेव्हा आपण काही खारट पदार्थ खातो तेव्हा पचनक्रियेनंतर रक्तातील सोडियमचे प्रमाण वाढते.

सोडियमने भरपूर असलेले हे रक्त आपल्या शरीरात प्रवास करत, मेंदूपर्यंत पोहोचते.

आपल्या मेंदूमध्ये असे सेन्सर असतात जे रक्तातील सोडियमचे वाढलेले प्रमाण अचूक हेरतात.

आता तहान केंद्र कार्यान्वित होते. ते आपल्या घशात सिग्नल पाठवते. मेंदू पाणी पिण्यास सांगतो. सोप्या भाषेत सांगायचे तर, आपला घसा कोरडा होतो आणि आपल्याला तहान लागते. आणि आपण पाण्याकडे धावतो.

आपण पाणी पितो. आपली तहान भागेपर्यंत आपण पाणी पितो - म्हणजेच रक्तातील सोडियमचे प्रमाण संतुलित किंवा कमी होईपर्यंत. (आवश्यकतेपेक्षा जास्त पाणी पिताना कोणी पाहिले आहे का?)

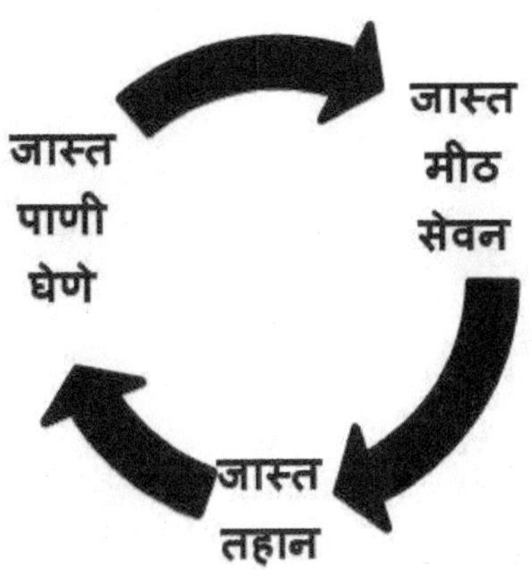

मीठ-तहान-पाणी चक्रव्यूह

जास्त मीठ सेवन, जास्त तहान आणि जास्त पाणी पिणे.

* त्यामुळे आपल्या पायावर, घोट्यावर आणि टाचेवर सूज येऊ लागते.

* आपल्या फुफ्फुसात - मोकळ्या हवेच्या जागेत - पाणी साचू लागते.

* श्वास घेण्यास त्रास होऊ लागतो.

* रक्तदाब वाढतो आणि हृदयाशी संबंधित समस्या वाढू लागतात.

मिठाचे सेवन कमी केल्यावर तहानेची भावना कमी होते. याच्या मदतीने आपण पाणी योग्य प्रमाणात किंवा कमी प्रमाणात वापरतो. शरीरात पाणी साचण्याची किंवा सूज येण्याची शक्यता कमी होते.

खारट पदार्थांपासून दूर राहावे

खालील गोष्टींपासून दूर राहा-

* पापड

* शेवया

* लोणची

* चटण्या

* चाट मसाला

* तयार, चटपटीट न्याहरी जसे शेव, चिवडा, चकली, बटाटा-केळी चिप्स, वेफर्स, पॉपकॉर्न इ.

* खारवलेले चणे, फुटाणे, काजू, बदाम, पिस्ते,

* बाजारात मिळणारे खारे लोणी आणि चीज,

* सॉस, केचप, जॅम, जेली

* इन्स्टंट (झटपट) नूडल्स, पास्ता आणि मॅकरोनी,

* खारवलेले मासे आणि लाल मांस,

* बेगमीच्या भाज्या, मीठ लावून वाळवलेल्या सुक्या भाज्या, सांडगे.

* ज्या भाज्यांमध्ये क्षाराचे प्रमाण जास्त असते - जसे हिरव्या पालेभाज्या पालक, मेथी, मुळा, बीट इ.

* पोटातील गॅस आणि ऍसिडिटी कमी करणारी औषधे, पोट साफ करणारी औषधे.

मीठ हे सर्वोत्तम संरक्षक आहे. हे अन्न दीर्घकाळ ताजे आणि खाण्यायोग्य ठेवते. अशा मीठ घालून टिकवलेल्या खाद्यपदार्थांपासून दूर राहावे.

ताजे खावे, निरोगी राहावे.

छुपा रुस्तम - सोडियम

आपण सर्व हे शाळेत शिकलो आहोत की -

जे चमकते ते सोने नसते.

त्याच आधारावर -

प्रत्येक प्रकारचे 'सोडियम' खारे किंवा खारट नसते.

याचा अर्थ, आपल्या अनेक आवडत्या पदार्थांमध्ये पदार्थ-संरक्षक म्हणून वापरलेली रसायने - सर्व सोडियम समृद्ध रसायने आहेत.

त्यांना खारट चव नसेल किंवा चवच नसेल, परंतु ते सोडियम रसायनावर आधारित असतात.

त्यांची यादी:

1. **बेकिंग पावडर आणि सोडा**, जे बेकरी उत्पादनांमध्ये वापरले जातात जसे की ब्रेड, केक, बिस्किटे इ. त्यात **सोडियम बायकार्बोनेट** असते.

2. टमाटे आणि इतर **सॉस आणि केचपमध्ये सोडियम बेन्झोएट** असते.

3. **जेली**, बाजारात उपलब्ध **मिठाई** आणि **कृत्रिम रासायनिक शीतपेये** आणि सिरपमध्ये असते **सोडियम सायट्रेट.**

4. **आइस्क्रीम आणि चॉकलेट** उत्पादनांमध्ये असते **सोडियम अल्जिनेट.**

5. **सुक्या मेव्याचे रंग** आणि त्यावर लावलेला लेप यामध्ये असते **सोडियम सल्फाईट.**

6. **कृत्रिम गोडी** आणणारे पदार्थ, **कृत्रिम साखरेमध्ये** असते **सोडियम सॅकॅराइड.**

7. **मांस** जास्त काळ खाण्यायोग्य ठेवण्यासाठी, मांस संरक्षक म्हणून वापरले जाते **सोडियम नायट्रेट.**

जेव्हा हे पदार्थ आपल्या पोटातून रक्तात प्रवेश करतात तेव्हा ते त्यांचे विशेष गुणधर्म दर्शवू लागतात. म्हणून .... सावध मनुजा, बिकट वाट संकटाची....

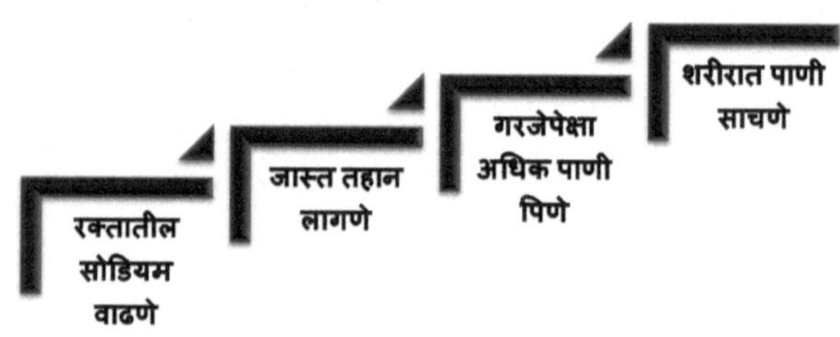

आता प्रश्न असे आहेत की,

✴ कोणते मीठ खावे?

✴ इतर कोणत्या प्रकारचे मीठ खाऊ शकतो का?

✴ मीठ किती खावे?

✴ आपण दररोज किती मीठ खातो हे कसे ओळखावे?

सांगायचा मुद्दा असा की,

"आम्ही क्वचितच मीठ खातो"

"आम्ही सॅलडमध्ये अजिबात मीठ घालत नाही"

"आम्ही वरून मीठ घालत नाही"

या गोष्टींवर जास्त चर्चा आणि वाद होतात.

आता एक-एक करून या प्रश्नांवर चर्चा करूया-

❖ पहिला प्रश्न - कोणते मीठ खावे?

"शुद्ध, फ्रीफ्लो, रिफाइंड, आयोडीनयुक्त, पांढरे, समुद्री मीठ."

मीठ म्हणजे "सोडियम क्लोराईड".

समुद्राच्या पाण्यापासून बनवलेल्या मिठामध्ये वर नमूद केलेले सर्व गुणधर्म आहेत.

आपण तेच मीठ वापरावे जे-

∗ पांढरे आहे,

∗ ज्याच्या पॅकवर 'सोडियम क्लोराईड' लिहिले आहे,

∗ गुणवत्ता प्रमाणित आहे,

∗ आयोडीनयुक्त आहे,

∗ स्वच्छ आहे,

∗ चांगले पॅक आहे.

❖ दुसरा प्रश्न - मी इतर कोणत्या प्रकारचे मीठ (लवण) खाऊ शकतो का?

या चर्चेत येतात -

∗ काळे मीठ

∗ जाडे (खडे) मीठ, ज्यावर कोणतीही प्रक्रिया केलेली नाही,

∗ सैंधव मीठ

∗ संचर / संचल मीठ,

∗ उपवासाचे मीठ,

∗ हिमालय पर्वतातून मिळणारे मीठ,

✱ गुलाबी मीठ

हे सर्व "देशी" प्रकारचे मीठ.

✱ कमी "सोडियम"युक्त मीठ,

✱ "लाइट" मीठ

✱ औषधी मीठ

हे सर्व मीठ रासायनिक प्रक्रियेने बनवलेले आहेत.

आता लक्षात घ्या -

जे काही चमकते ते सोने नसते.

त्याच आधारावर -

प्रत्येक खारट मीठ 'सोडियम' नसते.

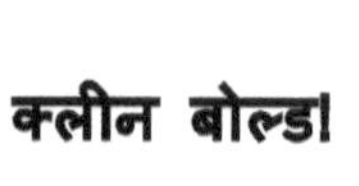
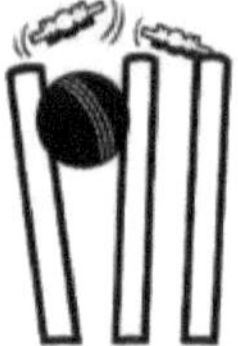

या इतर 'मिठांना' वैद्यकीय परिभाषेत "मीठ पर्याय", "सॉल्ट सबस्टिट्यूट" म्हणतात.

पोटॅशियमला सोडियमच्या जागी बदलले की ते "पोटॅशियम क्लोराईड" बनते, कॅल्शियमसह ते "कॅल्शियम क्लोराईड" बनते, मॅग्नेशियमसह ते "मॅग्नेशियम क्लोराईड" बनते.

नातेसंबंधात, हे सर्व "मीठ" आहेत, दिसायला एकाच कुटुंबातील, चवीला खारट. पण, रासायनिकदृष्ट्या भिन्न.

क्रॉनिक किडनी डिसीज मध्ये आहारात "सोडियम" चे प्रमाण कमी ठेवावे, ज्यामुळे शरीरात पाणी साचणार नाही.

त्याचप्रमाणे, इतर रासायनिक क्षार देखील शरीरात जमा होतात कारण, किडनी निकामी होऊ लागतात.

पोटॅशियमयुक्त मीठ रक्तातील पोटॅशियमचे प्रमाण वाढवते.

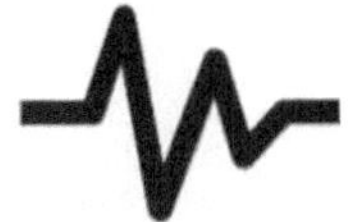
हे हृदयासाठी हानिकारक ठरू शकते.
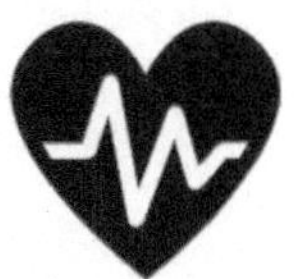

रक्तातील पोटॅशियमचे प्रमाण वाढल्याने हृदयाची गती आणि लय विस्कळीत होते. हृदय व रक्तवाहिन्यासंबंधी लक्षणे कधीकधी दृश्यमान असतात किंवा हृदय अचानक निष्क्रिय होऊ शकते.

म्हणूनच लक्षात ठेवावे -

वैद्यकीय सल्ल्याशिवाय इतर कोणतेही मीठ किंवा मिठासारख्या चवीचे रसायन वापरू नये. समुद्राच्या पाण्यापासून बनवलेले शुद्ध, मुक्त प्रवाह, आयोडीनयुक्त, पांढरे, सोडियम क्लोराईड मीठ वापरावे.

❖ तिसरा प्रश्न - मीठ किती खावे?

"आम्ही क्वचितच मीठ खातो." ही रोजची चर्चा आहे किंबहुना वादाचा विषय आहे.

पण मग आपण मीठ "ग्रॅम" मध्ये मोजून स्वयंपाकात घालतो का?

नाही. आपण चमच्यानेही मीठ घालत नाही.

मिठाच्या भांड्यातून मीठ बोटांनी बाहेर काढल्यानंतर आपण सर्वजण डाळ, वरण किंवा भाज्यांमध्ये तोपर्यंत मीठ घालतो, जोपर्यंत पदार्थ चाखताना मिठाची चव ठळकपणे जाणवते.

आपल्याला "कमी" सोडियम खाण्याची गरज आहे.

म्हणून, काही पदार्थ शिजवण्याची पद्धत बदलणे आवश्यक आहे.

यामध्ये मीठ किंवा सोडा घालू नये -

*   पोळी किंवा फुलक्याची कणिक,
*   कोणत्याही प्रकारचे पराठे,
*   भाकरी, पुरी, नान, भटुरे, रोटला, थेपला, खाकरा, गाकर, बाटी, बाफले,
*   भात.

"पण मिठाशिवाय चव कशी येईल?"

साधा तर्क आहे -

आपण त्यांना नुसते किंवा कोरे खात नाही. यासह वाढले जाते - डाळ/वरण/आमटी, भाज्या, कोशिंबीरी - आणि त्या सर्वांमध्ये मीठ असते.

कार्बोहायड्रेट्स (पोळी, भात, भाकरी) मध्ये मीठ घालणे थांबवावे.

*   सॅलडमध्ये मीठ घालू नये. ते कच्चे, ताजे खावे आणि त्यांच्या मूळ चवीचा आनंद घ्यावा.
*   फळांवर मीठ घेऊ नये.

❖ आपण दररोज किती मीठ खातो हे कसे ओळखावे?

"एक चिमूटभर मीठ - एक ग्रॅम मीठ."

*   स्त्रियांचा अंगठा, तर्जनी आणि मधले बोट - या तीन बोटांची चिमूट, या चिमटीत भरणारे शुद्ध, फ्री-फ्लो,

रिफाइन्ड, आयोडीनयुक्त मीठ असते - सुमारे एक ग्रॅम. चिमटी बाहेरील मीठ झटकून काढून टाकावे.

★ पुरुषांचा अंगठा आणि तर्जनी यांची चिमूट- एक चिमूटभर शुद्ध, फ्री-फ्लो, रिफाइन्ड, आयोडीनयुक्त मीठ - सुमारे एक ग्रॅम असते. चिमटी बाहेरील मीठ झटकून काढून टाकावे.

★ किडनी तज्ज्ञांच्या सल्ल्यानुसार, क्रॉनिक किडनी डिसीज स्टेज 1-4 चे रूग्ण, रोज स्वतःच्या बोटांनी मोजून मीठ खाऊ शकतात.

★ 6-8 ग्रॅम मीठ म्हणजेच 6-8 चिमूटभर मीठ.

★ दररोज सकाळी, नाश्त्यापूर्वी, दिवसभराचा मिठाचा "डोस" मोजावा आणि बाजूला ठेवावा.

आता स्वयंपाक करण्याचे मूलभूत तंत्र पाहूयात -

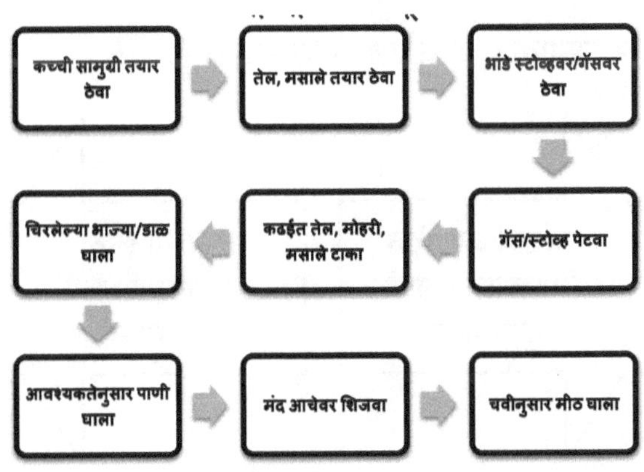

स्वयंपाकाची पद्धत

★ प्रथम, सर्व कच्ची सामुग्री गोळा केली जाते.

★ भाजी नीट धुऊन, सोलून, चिरून बाजूला ठेवली जाते. डाळही भिजवून, धुऊन, पाणी काढून तयार ठेवतात.

✸ आता गॅस/स्टोव्ह सुरू करतात आणि त्यावर कढई किंवा भांडे ठेवतात.

✸ नंतर त्यात तेल किंवा तूप टाकले जाते.

✸ मोहरी - जिरे फोडणीत टाकले जातात, ओले किंवा कोरडे मसाले चव वाढवतात.

✸ चिरलेल्या भाज्या किंवा धुतलेली (किंवा शिजवलेली) डाळ घातली जाते.

✸ आवश्यकतेनुसार पाणी घातले जाते.

✸ आता ते झाकून शिजवले जाते.

मिठाचा अजून उल्लेख नाही, पार?

जवळजवळ शेवटी घातले जातात - मीठ आणि साखर/गुळ.

पण थांबा -

या स्वयंपाकाच्या सत्रात ब्रेकपॉइंट आहे.

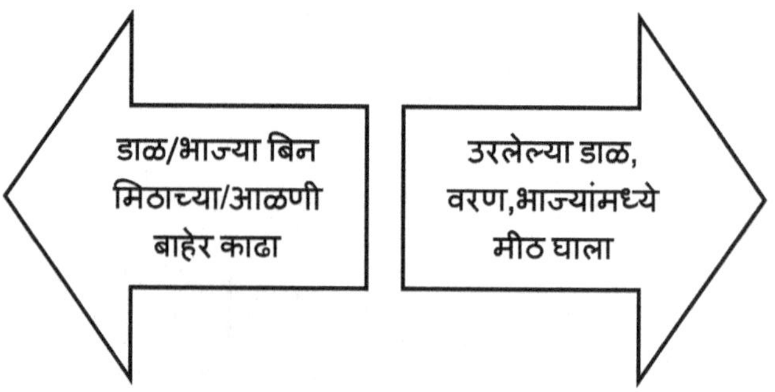

कुटुंबातील रूग्णांसाठी, आपण आता वेगळ्या भांड्यांमध्ये, मीठ नसलेल्या भाज्या आणि वरण काढू शकतो.

उर्वरित स्वयंपाक नियमितपणे चालू राहील.

आता हे मीठ नसलेले, आळणी जेवण रुग्णांसाठी ठेवता येणार आहे.

आधीच मोजून ठेवलेल्या मिठाच्या मदतीने याचा आस्वाद घेता येईल.

हे सहज शक्य आहे.

मोजून-मापून मीठ खाण्याचा हा अचूक मार्ग आहे.

एक चिमूटभर जास्त नाही, चिमूटभर कमी नाही, अतिशय योग्य, काटेकोर.

हा मीठमुक्त, आळणी आहार आपल्याला वाचवतो -

★ गरजेपेक्षा अधिक मीठ खाण्यापासून,

★ रक्तदाब वाढण्यापासून,

★ हृदयावरील वाढणाऱ्या ओझ्यापासून.

जोवर चवीचा संबंध आहे, सर्व काही आपल्या शरीरात जाते आणि रसायनांच्या रूपात शरीरात शोषले जाते, मग ते मीठ असलेले असो किंवा मीठ नसलेले अन्न.

नाही, मी येथे खूप कठोर होऊ शकत नाही!

चव वाढवण्यासाठी काही 'परवानगी दिलेल्या, अनुमत' पदार्थांवर चर्चा करूया.

पदार्थांमध्ये मिठाच्या जागी हे चव वाढवणारे पदार्थ वापरून पहावे. आणि एक अद्वितीय चव अनुभवावी.

मला खात्री आहे की तुम्हाला 'मीठ' आठवणार नाही.

★ आमचूर

★ पेपरमिंट, पुदीना

✴ कोथिंबीर आणि धणे

✴ जिरे

✴ आले

✴ लसूण

✴ ओरेगॅनो

✴ पांढरा व्हिनेगर (फक्त काही थेंब)

✴ स्वतःची आंबट चव असलेल्या कोणत्याही पदार्थांसाठी, आपण शक्य तितके कमी मीठ घालू शकतो.

लक्षात ठेवावे, नेफ्रॉलॉजिस्टच्या मते, मीठ आणि पाण्याचे सेवन मोजण्याचे सूत्र आहे -

तुम्ही प्यायलेले पहिले 500 मिली पाणी = मिठाचे सेवन एक ग्रॅम आहे.

पुढील 250 मिली पाण्यासाठी, एक ग्रॅम मीठ परवानगी आहे.

अशा प्रकारे,

500 मिली = 1 ग्रॅम

250 मिली = 1 ग्रॅम

250 मिली = 1 ग्रॅम.

तर, जर अनुमत द्रवपदार्थ 1000 मिली किंवा 1 लिटर असेल तर मीठ भत्ता प्रति दिन 3 ग्रॅम आहे.

कडक नियम आहेत, काटेकोर आकडेमोड आहेत.

पण हे सर्व करावयास हवे -

✴ शरीरात पाणी साचण्यापासून रोखण्यासाठी,

✴ सूज टाळण्यासाठी,

★ शरीरातील अतिरिक्त पाण्याचे धोके टाळण्यासाठी.

पाणी हे जीवन आहे, कृपया त्याला प्राणघातक होऊ देऊ नये.

लक्षात ठेवावे, मीठ हे - रक्तदाब आणि शेवटी आपल्या शरीराचे संतुलन राखण्यासाठी अत्यंत आवश्यक आहे. त्यामुळे मिठाचे सेवन पूर्णपणे टाळणे धोकादायकही ठरू शकते.

म्हणून, पाककृतींमधील प्रत्येक घटकाच्या अद्वितीय चवीचा आनंद घ्यावा विनाकारण मसाले आणि मीठ न भरता. विनोबा भावे आणि बाबा आमटे यांच्यासारख्या महान व्यक्तींनी पाककृतीच्या या अनोख्या, मूळ स्वरूपाला सात्विक आहार म्हटले आहे.

"सात्विक आहार, उच्च विचार।"

काही महत्त्वाच्या गोष्टी -

✓ पांढरे मीठ, समुद्री मीठ, सोडियम क्लोराईड वापरावे.

✓ पर्यायी मीठ टाळावे.

✓ बाजारात मिळणारे रसायनमिश्रित खारट पदार्थ खाऊ नयेत.

✓ जास्त मीठ, जास्त तहान, जास्त पाणी पिणे आणि जास्त सूज हा एक चक्रव्यूह आहे. ह्यात शिरू नये.

✓ अतिरिक्त मीठ टाळावे.

✓ तर्जनी, मधले बोट आणि अंगठ्यापासून बनवलेली चिमटीत मावणारे शुद्ध मीठ - सुमारे एक ग्रॅम मुक्त-वाहणारे मीठ असते.

✓ कृपया मीठ मोजून वापरावे.

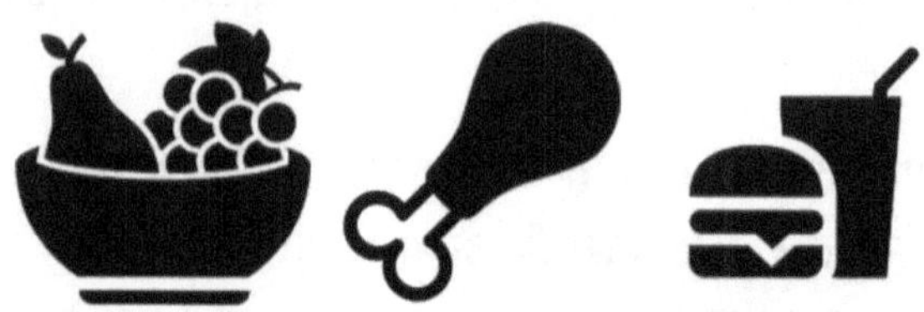

पोटॅशियम – संपूर्ण अवलोकन

पोटॅशियम हे प्रत्येक सजीव पेशीमध्ये एक खनिज असते. याला रासायनिक भाषेत 'केलियम' असे म्हणतात. म्हणून पोटॅशियमचे चिन्ह K आहे.

पोटॅशियम -

* हा आपल्या स्नायूंचा एक प्रमुख घटक आहे.

* यामध्ये पोटॅशियम महत्त्वाची भूमिका बजावते -

  - न्यूरोमस्क्युलर फंक्शन्स - स्नायूंची सामान्य कार्ये - जी आपल्याला बसण्यास, चालण्यास किंवा श्वास घेण्यास मदत करतात.

  - हृदयाची कार्ये - हृदयाच्या आकुंचन आणि लयीची नियमितता.

  - ॲसिड बेस बॅलन्स,

  - कार्बोहायड्रेट चयापचय,

  - प्रथिने संश्लेषण,

  - एंजाइम क्रिया

★ पोटॅशियमचे प्रमाण शरीराच्या वजनाच्या 43 मिलीमोल्स प्रति किलोग्रॅम इतके असते.

★ रक्ताच्या बाह्य द्रवामध्ये आढळणारे पोटॅशियम 2% आहे.

★ पोटॅशियमचे विशिष्ट आहारातील सेवन दररोज 1500-4700 मिलीग्राम (40-120 मिलीमोल्स) दरम्यान असते.

★ किमान आवश्यकता 1600-2000 mg (40-50 mmol) प्रति दिवस आहे.

★ आहारातून मिळणारे सर्व पोटॅशियम अप्पर गॅस्ट्रिक ट्रॅक्टमध्ये, जठर आणि लहान आतड्यातून शोषले जाते.

★ पोटॅशियम प्रामुख्याने लघवीद्वारे उत्सर्जित होते.

★ विष्ठा आणि घामाद्वारे किरकोळ उत्सर्जन होते.

अशाप्रकारे, क्रॉनिक किडनी डिसीज असलेल्या रुग्णांनी त्यांच्या आहारातील पोटॅशियमच्या सेवनाबद्दल जागरुक राहणे अत्यंत महत्त्वाचे ठरते.

आपल्या रक्तातील (सीरम) पोटॅशियमची सामान्य श्रेणी 3.5 ते 4.5 meq प्रति लिटर आहे.

सीरम पोटॅशियमच्या पातळीत वाढ (सामान्य श्रेणीच्या वर) **हायपरकॅलेमिया** म्हणून ओळखली जाते.

हायपरकॅलेमिया खालील कारणांमुळे होऊ शकतो -

★ किडनी निकामी झाल्यानंतर आहारातील पोटॅशियमच्या प्रमाणात वाढ होणे.

★ मेटाबॉलिक ॲसिडोसिस.

* हिमोलिसिस (रक्तपेशींचे विघटन, जे पोटॅशियम पेशींच्या आतील भागातून रक्ताभिसरणात सोडते).

* रॅबडोमायोलिसिस (कंकाल स्नायू पेशींचे विघटन) मध्ये होऊ शकते.

* किडनी निकामी झाल्यानंतर पोटॅशियमचे मूत्र उत्सर्जन कमी होणे.

* ऐस इनहिबिटर: एंजियोटेन्सिन-कन्व्हर्टिंग एन्झाइम-इनहिबिटर (ऐस इनहिबिटर) हे एक औषध आहे, जे प्रामुख्याने उच्च रक्तदाब आणि हृदय विकाराच्या उपचारांसाठी वापरले जाते. कॅप्टोप्रिल, एनलाप्रिल, लिसिनोप्रिल ही उदाहरणे आहेत. या औषधांचा सर्वात सामान्य दुष्परिणाम म्हणजे हायपरकॅलेमिया.

सीरम पोटॅशियमची पातळी सामान्य श्रेणीपेक्षा कमी होणे, याला **'हायपोकॅलेमिया'** असे म्हणतात.

हायपोकॅलेमिया खालील कारणांमुळे होऊ शकतो -

* लघवीचे प्रमाण वाढवणाऱ्या औषधांना 'वॉटर पिल्स' असेही म्हणतात. ते पोटॅशियमच्या मूत्र विसर्जनात वाढ करतात. त्यामुळे रक्तातील पोटॅशियमचे प्रमाण कमी होते.

* एंटी-फंगल औषधे जसे एम्फोटेरिसिन बी.

* अतिसार.

* रीनल ट्यूब्युलर ॲसिडोसिस, अशी स्थिती ज्यामध्ये मूत्रातून पोटॅशियम बाहेर जाते.

* स्टेरॉयड स्थिती - कुशिंग सिंड्रोम, अल्डोस्टेरोनिज़म, एक्सोजेनस स्टेरॉयड.

गंभीर हायपोकॅलेमिया किंवा हायपरकॅलेमिया मुळे -

* हृदयाची लय असामान्य होते,

* स्नायूंमध्ये तीव्र अशक्तपणा जाणवतो,

* जीवाला धोका असू शकतो.

रक्तातील बहुतेक पोटॅशियम आपल्या आहारातून येते.

त्यामुळे आहारातून येणारे पोटॅशियम नियंत्रणात ठेवणे अत्यंत आवश्यक आहे.

आपल्या भारतीय आहारात समाविष्ट आहेत -

* कार्बोहाइड्रेट - पोळी, भात, भाकरी, पराठा.

* प्रोटीन - डाळी, अंकुरित उसळी, दूध, दही, पनीर तसेच मांसाहारी पदार्थ अंडी, मांस, मासे.

* चरबी - तेल आणि तूप.

* भाज्या

* फळे.

जे काही जिवंत आहे, ज्याचे आपण सेवन करतो, त्यात पोटॅशियम असते.

म्हणून, जेव्हा आपण मांस खातो तेव्हा आपण पोटॅशियम देखील घेत असतो.

आपले पोषण आणि कॅलरी संतुलन राखण्यासाठी प्रोटीन आवश्यक आहेत.

पुरेसे पोषण देण्यासाठी आणि पोटॅशियमचा जास्त पुरवठा टाळण्यासाठी आहारातील प्रोटीन्स योग्य प्रमाणात असली पाहिजेत.

त्यामुळे आपल्या दैनंदिन आहारात योग्य दर्जाचे आणि योग्य प्रमाणात पोषकतत्वे असणे आवश्यक आहे.

प्रति 100 ग्रॅम कच्च्या सामुग्रीत -

* काही पदार्थांमध्ये पोटॅशियमचे प्रमाण जास्त असते - 200 मिलीग्रॅम पेक्षा जास्त

* काहींमध्ये मध्यम पोटॅशियम असते - 100 ते 200 मिलीग्रॅम दरम्यान

* काहींमध्ये पोटॅशियमचे प्रमाण कमी असते - 100 मिलीग्रॅम

सीकेडी मध्ये -

* उच्च पोटॅशियम पदार्थ कठोरपणे प्रतिबंधित आहेत,

* मध्यम पोटॅशियम पदार्थ शिकस्तपणे मर्यादित प्रमाणात आणि

* पोटॅशियमचे प्रमाण कमी असलेले अन्नपदार्थ पुरेशा प्रमाणात खाण्यास परवानगी आहे.

यादी खालीलप्रमाणे आहे -

1. उच्च पोटॅशियम-युक्त खाद्य पदार्थ -

* धान्य: बाजरी

* डाळी: तूर डाळ, मूग डाळ, चणा डाळ, उडीद डाळ, मसूर डाळ.

* स्प्राउट्स (अंकुरलेले मटकी, मूग), संपूर्ण मूग, संपूर्ण हरबरा, काळे हरबरे, राजमा, चणे, चवळी, संपूर्ण मसूर, संपूर्ण उडीद, कडवे वाल.

* सुकामेवा जसे बदाम, काजू, खजूर, मनुका, अंजीर, अक्रोड, पिस्ता इ.

* फळे: आंबा, केळी, चिक्कू, मोसंबी, द्राक्षे, चेरी, जांभुळ, पीच, खरबूज.

* भाज्या: सर्व हिरव्या पालेभाज्या.

* कंद-मुळे जसे की बटाटे, रताळी, सुरण, अरवी आणि कमळ काकडी (कमळाचे स्टेम, दांडी).

* मसाले: लवंगा, दालचिनी, काळी मिरी, लाल मिरची.

* पेये: नारळ पाणी, कॉफी, फळांचे रस, भाज्यांचे रस, काढे आणि सूप, कंडेन्स्ड मिल्क, चॉकलेट आणि हार्ड ड्रिंक्स.

* इतर पदार्थ: काळे मीठ, दगडी मीठ, सैंधव मीठ, संचर मीठ, कमी सोडियम मीठ, आईस्क्रीम.

2. मध्यम पोटॅशियम-युक्त खाद्य पदार्थ -

* धान्ये: गहू, मैदा, ज्वारी, मका.

* डाळी: सर्व पॉलिश डाळी.

* फळे: पीच, नारंगी (संत्री), टरबूज.

* भाज्या: कांदा, मुळा, गाजर, कारली, वांगी, पानकोबी, फलकोबी, भेंडी, टमाटे आणि बीन्स.

* मसाले: सर्व मसाले, मोठ्या प्रमाणात.

* पेये: गाईचे दूध आणि दुग्धजन्य पदार्थ.

3. कमी पोटॅशियम-युक्त खाद्य पदार्थ -

* धान्ये: तांदूळ, पोहे, सोजी, रवा, भगर, साबुदाणा.

✴ फळे: पेरू, सफरचंद, नाशपाती, पपई, अननस. (फक्त सल्ल्यानुसार घ्यावीत)

✴ भाज्या: दुधी भोपळा, लाल भोपळा, काकडी, फरसबी, हिरवे वाटाणे, लसूण.

✴ पेये: म्हशीचे दूध आणि त्याचे दुग्धजन्य पदार्थ.

✴ इतर पदार्थ: पांढरा व्हिनेगर, मध, वाळलेले आले (सूंठ), पुदीना.

सीकेडी साठी, कमी पोटॅशियमची यादी सर्वोत्तम आहे असे आपण गृहीत धरू. फक्त या पदार्थांचे सेवन करावे.

परंतु, फक्त एका यादीतून पदार्थ निवडण्याचे तोटे आहेत.

✴ भारतीय शाकाहारी आहारात, अगदी किडनीच्या रुग्णांसाठी, डाळी आणि अंकुरलेले मटकी, मूग हे प्रोटीनची गरज पूर्ण करतात.

✴ जर रूग्ण हिमोडायलिसिसवर असतील, तर ते डायलिसस प्रक्रियेद्वारे अमीनो ॲसिडच्या स्वरूपात काही प्रोटीन आधीच गमावत असतात.

✴ पेरिटोनियल डायलिसिस देखील शरीरातून दररोज 5 ते 10 ग्रॅम प्रोटीन काढून टाकते.

✴ विविधता आणि पर्याय मर्यादित होतात. रुग्णांना अन्नपदार्थ नापसंत होऊ लागतात.

या समस्येतून बाहेर पडण्याचा मार्ग -

लीचिंग:

लीचिंग ही भाज्या, फळे आणि कडधान्यांमधून पाण्यात विरघळणारे पदार्थ काढून टाकण्याची प्रक्रिया आहे.

* भाज्या, डाळी आणि स्प्राउट्समधून पोटॅशियम कमी करणे.

* आपल्या आहारात मध्यम पोटॅशियम यादीतील विविध पदार्थांचा समावेश करणे.

* उच्च पोटॅशियम पातळी म्हणजेच हायपरकॅलेमियाच्या धोक्यांपासून आपल्या हृदयाचे संरक्षण करणे.

लीचिंग प्रक्रिया

भाज्यांसाठी-

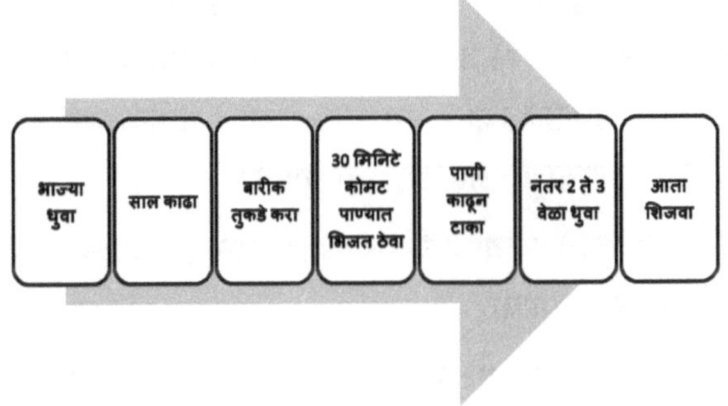

भाज्या -

* वरील यादीतून कमी किंवा मध्यम पोटॅशियम असलेली भाजी निवडावी.

* भाज्या साध्या पाण्यात धुवाव्यात.

* शक्य असल्यास भाजी सोलून घ्यावी.

* भाजीचे लहान तुकडे करावे, शक्य तितके लहान तुकडे करावेत.

* ही चिरलेली भाजी साध्या खोलीच्या तापमानात किंवा कोमट पाण्यात भिजत ठेवावी. पाण्याचे प्रमाण भाज्यांच्या प्रमाणापेक्षा किमान 10% जास्त असावे. वैकल्पिकरित्या, त्यात एक चमचा पांढरा व्हिनेगर घालावा. 30-45 मिनिटे भिजत ठेवावे.

* लक्षात ठेवा, जर तुम्हाला व्हिनेगरची ॲलर्जी असेल तर भाज्या भिजवण्यासाठी वापरू नका.

* पाणी बाहेर काढावे. भाजी पुन्हा ताज्या पाण्यात २-३ वेळा धुवावी.

* आवश्यकतेनुसार कमी तेलात किंवा तुपात शिजवावी.

* भाज्या उकळून किंवा प्रेशर कुकरमध्ये जास्त पाणी घालून शिजवून, उकडलेल्या - चव नसलेल्या - पोषकतत्व नसलेल्या भाज्या खाण्याची आवश्यकता नाही.

* ही पद्धत कमी किंवा मध्यम पोटॅशियम असलेल्या भाज्यांवर उपयोगात आणावी.

* हिरव्या पालेभाज्या आणि कंदमुळाच्या भाज्यांचे - इतर भाज्यांइतके - पोटॅशियम कमी होत नाही, त्यामुळे ते शक्यतो टाळावे.

डाळी -

* साले नसलेली कडधान्ये घ्यावीत.

* संपूर्ण कुटुंबासाठी लागणारी कच्ची डाळ साध्या पाण्यात ६ ते ७ तास किंवा रात्रभर भिजवावी.

* सकाळी किंवा 7 तासांनंतर, पाणी काढून टाकावे, डाळ पुन्हा 2-3 वेळा पाण्यात धुवावी आणि मग शिजवावी.

★ शिजवल्यानंतर डाळीतून पाणी फेकण्याची गरज नाही.

★ जर तुम्ही कच्ची डाळ रात्रभर भिजवायला विसरलात, तर डाळ उकळत्या पाण्यात 30-60 मिनिटे भिजत ठेवावी, नंतर पाणी काढून टाकावे आणि शिजवण्यापूर्वी 2-3 वेळा धुवावीत.

★ **कडधान्ये आणि अंकुरलेले धान्य -**

★ मटकी, मूग, चवळी, हिरवे वाटाणे (ताजे आणि वाळलेले) आणि पिवळे वाटाणे वापरण्यास परवानगी आहे.

★ राजमा, काळे हरबरे, काबुली चणे, संपूर्ण उडीद, संपूर्ण मसूर, चणे आणि कडवे वाल यांचे सेवन फार कमी करावे किंवा टाळावे.

★ मटकी (मोठ) आणि मूग अंकुरित करावे, नंतर पाण्यात 10 मिनिटे उकळवावे, त्यांची साले आणि पाणी वेगळे करावे आणि रुग्णाने फक्त अंकुरलेल्या बिया खाव्यात. वैकल्पिकरित्या, ते प्रेशर कुकरमध्ये मंद आचेवर एक शिट्टी होईपर्यंत शिजवले जाऊ शकतात, थोडे अतिरिक्त पाणी घालून. हे अतिरिक्त पाणी, सालासकट, अंकुरांपासून वेगळे केले पाहिजे.

★ मटार आणि चवळीच्या बाबतीत, ते रात्रभर भिजत ठेवावे, प्रेशर कुकरमध्ये दोन शिट्ट्या घ्याव्या, मंद आचेवर, अतिरिक्त पाण्यात शिजवावे. आता जास्तीचे पाणी बाजूला ठेवावे आणि फक्त दाणा वापरावा.

कृपया लक्षात घ्यावे, या प्रक्रियेद्वारे सर्व पोटॅशियम काढले जाऊ शकत नाही.

त्यामुळे जास्त पोटॅशियमयुक्त पदार्थ टाळावेत.

किडनी डाएट पाळला पाहिजे.

कृपया लक्षात ठेवावे, संपूर्ण कुटुंबाच्या स्वयंपाकासाठी या चरणांचे पालन केले जाऊ शकते. यामुळे रुग्णाला दैनंदिन आहारात सामावून घेतल्याचा आनंद होतो, कुटुंब त्याच्या लढ्यात त्याच्याबरोबर आहे हा विचार त्याला पुढच्या वाटचालीत प्रेरणा देतो.

जर आपण प्रत्येकासाठी लीचिंग करत आहोत, मग कुटुंबातील बाकीच्या सदस्यांच्या पोटॅशियम सेवनाचे काय?

कुटुंबातील इतर सदस्यांना नेहमी सुका मेवा, मोसंबीचा रस, ताजी फळे आणि लिंबू, नारळपाणी, आवळा आणि हिरव्या पालेभाज्या दिल्या जाऊ शकतात. यामुळे त्यांना दररोज योग्य प्रमाणात पोटॅशियम मिळेल.

लीचिंगमुळे इतर पोषक तत्वांच्या नुकसानाबद्दल काय करावे?

होय, पोटॅशियमसह, पाण्यात विरघळणारी महत्त्वपूर्ण जीवनसत्वे आणि पोषक तत्वे देखील नष्ट होतात.

कृपया आपल्या नेफ्रॉलॉजिस्टने लिहून दिलेली जीवनसत्वे अवश्य घ्यावीत.

काही महत्त्वाच्या गोष्टी -

✓ हायपरकॅलेमिया - रक्तातील पोटॅशियमचे प्रमाण वाढणे - धोकादायक आहे.

✓ हायपोकॅलेमिया - रक्तातील पोटॅशियमची पातळी कमी होणे - धोकादायक आहे.

- ✓ पोटॅशियम प्रतिबंधासह आहार ठेवावा.
- ✓ लीचिंग प्रक्रियेचे अनुसरण करावे.
- ✓ खाण्यावर नियंत्रण ठेवणे हा नियम आहे. कमी पोटॅशियमयुक्त पदार्थ देखील जास्त प्रमाणात घेतल्यास पोटॅशियम जमा होऊ शकते, ज्यामुळे पोटॅशियमची पातळी वाढू शकते.

10

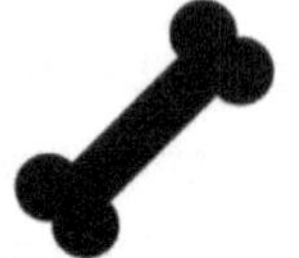

फॉस्फोरस वर लक्ष

फॉस्फोरस आणि कॅल्शियम आपल्या शरीरासाठी उपयुक्त आहेत -

* आपल्या शरीरातील हाडांच्या विकासासाठी,

* त्यांची ताकद आणि

* त्यांच्या स्थिरतेसाठी.

याव्यतिरिक्त, फॉस्फोरस हा एडिनोसिन ट्रायफॉस्फेट (एटीपी) चा एक आवश्यक घटक आहे, जे मुळात एक इंधन आहे. हे स्नायूंच्या कार्यास मदत करते आणि जीवनासाठी आवश्यक रासायनिक प्रक्रिया चालवते.

फॉस्फोरसचा एकमेव स्त्रोत अन्न आहे. आपण जे खातो त्यातून फॉस्फोरस येते.

ज्यात प्रोटीन आहे - त्यात फॉस्फोरस असते.

म्हणून, प्रमाणापेक्षा आपण त्याचे सेवन कमी करू शकत नाही.

आपल्या रक्तातून जास्त फॉस्फोरस - मूत्राद्वारे काढून टाकले जाते. त्यामुळे आपल्या रक्तातील फॉस्फोरसची पातळी राखली जाते.

सीरम फॉस्फोरसची सामान्य श्रेणी 2.5-4.5 mg dl आहे.

कॅल्शियम आणि फॉस्फोरसचे चयापचय एकमेकांशी संबंधित आहेत. ते हाडांच्या निर्मितीमध्ये एकत्र येतात. क्रॉनिक किडनी डिसीज आजारामध्ये, रक्तामध्ये जास्त प्रमाणात फॉस्फोरस असतो. निकामी झालेली किडनी फॉस्फोरस उत्सर्जनात कार्यक्षम नसते. त्यामुळे सीरम फॉस्फोरसची पातळी वाढते. यामुळे अनेक असामान्य परिणाम होतात.

* पॅराथायरॉइड संप्रेरक-हॉर्मोन (PTH) स्राव होतो.

* यामुळे कॅल्शियम हाडांमधून बाहेर पडून रक्तात येते. हाडे कमकुवत, ठिसूळ होतात.

* व्हिटॅमिन डी चे उत्पादन कमी होते. त्यामुळे नवीन हाडांची निर्मितीही थांबते.

* त्याचा परिणाम म्हणजे ऑस्टियोमलेशिया. यामध्ये हाडे खूप कमकुवत होतात आणि खूप वेदना होतात.

सीरम फॉस्फोरसची पातळी वाढल्यामुळे दिसणारी लक्षणे -

* अंगाची जळजळ आणि खाज सुटणे,

* हाडे आणि स्नायू कमकुवत होणे,

* हाडे आणि सांधे दुखणे,

* ऑस्टियोमलेशियामुळे कधीकधी, किरकोळ जखमांनंतर, फ्रॅक्चर होऊ शकते.

अशा प्रकारे, आपल्या आहारातील फॉस्फोरस सामान्य श्रेणीत ठेवले पाहिजे.

फॉस्फोरस हे खनिज जवळजवळ सर्व पदार्थांमध्ये असते.

प्रोटीन समृद्ध अन्न - हे फॉस्फोरसचे समृद्ध स्त्रोत देखील आहेत.

सीरम फॉस्फोरसची वाढलेली पातळी हाताळण्याचे दोन मार्ग आहेत -

1. औषधे -

* वाढलेल्या फॉस्फोरसच्या लक्षणांबद्दल आपल्या नेफ्रॉलॉजिस्टचा सल्ला घ्यावा.

* नियमित रक्त चाचण्यांमध्ये फॉस्फोरसची वाढलेली पातळी दिसून येते.

* फॉस्फेट बाइंडर औषधे दिली जातात.

* हे औषध आपल्या आतड्यांमध्ये - अन्नातून तयार होणाऱ्या फॉस्फोरसशी बांधले किंवा जोडले जाते. आणि आतड्यांमध्येच फॉस्फोरस अडकतो.

* यामुळे फॉस्फोरस रक्तात जात नाही आणि त्याच्या वाढीमुळे उद्भवणाऱ्या अडचणी - रोखल्या जातात.

2. आहार -

* प्रोटीन स्त्रोत काळजीपूर्वक निवडण्याची गरज आहे. दही, गाईचे दूध, सोयामिल्क, टोफू पनीर आणि कमी चरबीयुक्त पनीर निवडावे.

* गाजर, मुळा, बीट यासारख्या कंदमुळाच्या भाज्या खाऊ नये.

* गहू वापरू नये, त्याऐवजी तांदूळ आणि मैदा वापरावा.

* हिरव्या पालेभाज्या, बटाटे, रताळी घेऊ नये.

★ चॉकलेट, ड्रायफ्रुट्स, सुकामेवा, शेंगदाणे, आईस्क्रीम, कोल्ड्रिंक्स आणि शीतपेये यांपासून दूर राहावे.

लक्षात ठेवावे, लीचिंग किंवा उकळण्याच्या प्रक्रियेद्वारे अन्नपदार्थातील फॉस्फोरस कमी करता येत नाही.

म्हणूनच, फॉस्फोरस-समृद्ध असलेले अन्न काळजीपूर्वक, संयमाने आणि विवेकबुद्धीने खावे.

11

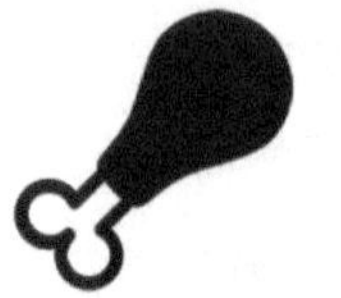 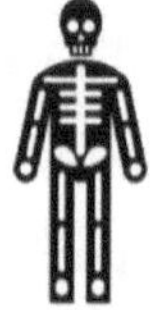 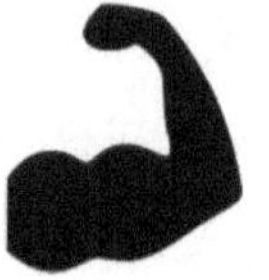 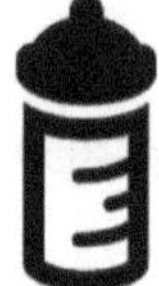

प्रोटीन

---

* आपल्या शरीराचे निर्माण साहित्य.

* आपल्या शरीराच्या, अवयवांच्या वाढीसाठी आणि विकासासाठी उपयुक्त.

* अमीनो ॲसिडचा पुरवठा.

प्रोटीन्स खालीलप्रमाणे वर्गीकृत आहेत -

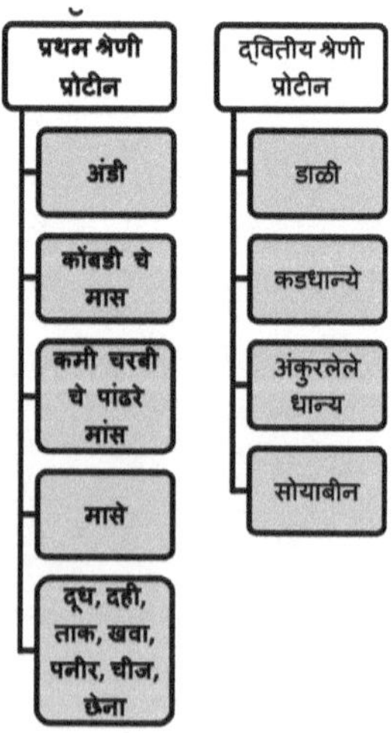

1. **प्रथम श्रेणी प्रोटीन** : ही उच्च जैविक मूल्याची प्रोटीन आहेत.

'जैविक मूल्य' हा प्रोटीन्सच्या गुणवत्तेचा निर्देशांक आहे, जो शरीराद्वारे राखून ठेवलेल्या आहारातील प्रोटीन्समधून शोषलेल्या नायट्रोजनची टक्केवारी दर्शवतो.

सोप्या शब्दात, जैविक मूल्य शरीरात किती प्रोटीन्स साठवले जात आहे हे सांगते. जैविक मूल्य जितके जास्त तितके प्रोटीन्स शोषणाचे प्रमाण चांगले. हे शोषलेले प्रोटीन्स सहज उपलब्ध असतात आणि आपल्या शरीरातील मासपेशी तयार करण्यासाठी तत्पर असतात.

हे प्रोटीन्स पचनानंतर पूर्णपणे अमीनो ॲसिडमध्ये रूपांतरित होतात.

अमीनो ॲसिड हे कोणत्याही प्रोटीन्सचे संरचनात्मक घटक असतात. याचा अर्थ, हे प्रोटीन्स केवळ स्नायू आणि ऊतक तयार करण्यासाठी वापरली जातात. उच्च जैविक मूल्य प्रोटीन्स मुख्यतः प्राणी स्रोतांपासून प्राप्त होतात.

अंडी हे प्रथम श्रेणीचे 'संदर्भ प्रोटीन' मानले जाते.

उदाहरणार्थ:

* चिकन

* कमी चरबीयुक्त, पांढरे मांस

* मासे

* अंड्याचा पांढरा भाग

* दूध आणि दुग्धजन्य पदार्थ जसे की दही, ताक, खवा, पनीर, चीज, छेना.

सोयाबीन हे उच्च जैविक मूल्याचे एकमेव शाकाहारी प्रोटीन स्रोत आहे.

2. **द्वितीय श्रेणी प्रोटीन** : ही कमी जैविक मूल्याची प्रोटीन आहेत. ही अशी प्रोटीन्स आहेत जी पचनानंतर पूर्णपणे अमीनो ॲसिडमध्ये रूपांतरित होत नाहीत. ते वनस्पतींच्या स्त्रोतांपासून, नायट्रोजन-समृद्ध, शेंगाच्या विविध प्रकारचे प्रोटीन, मातीपासून मिळवलेले आहेत.

उदाहरणार्थ:

* डाळी

* कडधान्ये आणि अंकुरलेले धान्य.

   प्रोटीन व्यतिरिक्त, हे वनस्पती स्त्रोत, आपल्याला कार्बोहाइड्रेट, फॅट, फाइबर आणि खनिजे प्रदान करतात.

3. **सोयाबीन,** एक चांगले शाकाहारी प्रोटीन : सोयाबीन प्रोटीन हा वनस्पतीचा स्रोत आहे. त्याचे जैविक मूल्य अंड्यापेक्षा थोडेसेच कमी आहे. एखाद्याला सोया प्रोटीनची ॲलर्जी नाही याची खात्री करणे आवश्यक आहे. काही भारतीयांमध्ये सोयाबीनची ॲलर्जी आढळून आली आहे.

संदर्भ प्रोटीन हे संपूर्ण प्रोटीन्सचे सैद्धांतिक वैशिष्ट्य आहे, जे आहारात दिलेल्या कोणत्याही प्रोटीन्सवर 100% कार्यक्षमतेसह वापरले जाते.

हा शब्द प्रोटीन्सच्या शिफारस केलेल्या सेवनाचे साधन म्हणून वापरला जातो.

या सैद्धांतिक संकल्पनेच्या सर्वात जवळची गोष्ट म्हणजे अंड्यातील प्रोटीन.

तर, अंडे हे संदर्भ प्रोटीन आहे. प्रत्येक प्रोटीन्सची तुलना या संदर्भ प्रोटीनशी केली जाते. अशा प्रकारे, सोया - पचनानंतर - जैविक-दृष्ट्या चांगल्या प्रोटीनमध्ये रूपांतरित होते. डिफॅटेड

सोयाचंक्स किंवा सोयाबीन वडी वापरावी. रिफाइंड सोयाबीन तेलामध्ये कोणतेही प्रोटीन नसतात.

अमीनो ॲसिड

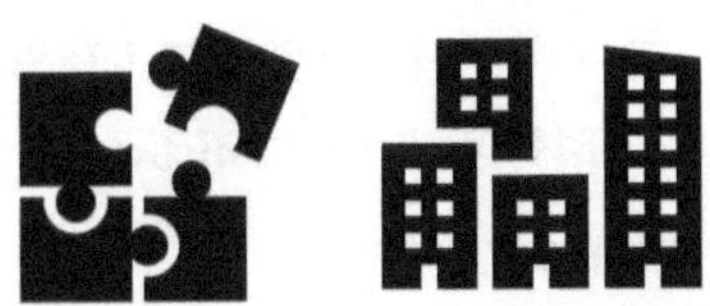

प्रोटीन्सच्या बिल्डिंग ब्लॉक्सना 'अमीनो ॲसिड' म्हणतात. अमीनो ॲसिडचे अत्यावश्यक आणि कमी आवश्यक अमीनो ॲसिड असे वर्गीकरण करता येते.

अत्यावश्यक अमीनो ॲसिड -

* आपल्या दैनंदिन आहारात आवश्यक असणाऱ्या अमिनो ॲसिडना 'अत्यावश्यक अमीनो ॲसिड' म्हणतात.

* ते आपल्या शरीरात तयार होत नाहीत.

* त्यामुळे ते आहारातूनच द्यावे लागतात.

* ते आहेत - व्हॅलिन, ल्यूसिन, आयसोल्युसिन, थ्रिओनाइन, मिथियोनीन, फेनिलआलानिन, लाइसिन, ट्रिप्टोफॅन आणि हिस्टडीन.

कमी आवश्यक अमीनो ॲसिड -

* ते आपल्या रोजच्या आहारात असावेतच असे नाही.

* याचे कारण, ही अमीनो ॲसिड आपल्या शरीरात तयार होतात.

★ ते आहेत - आलानिन, सेरीन, सिस्टीन, एसपारटिक एसिड, ग्लूटामिक एसिड और हाइड्रॉक्सिप्रोलाइन.

सशर्त आवश्यक अमीनो ॲसिडस् -

जेव्हा हे अमीनो ॲसिड्स पोषक तत्वांचा भाग असतात तेव्हा परिस्थितीनुसार ते सर्वोत्तम कार्य करतात असे मानले जाते. म्हणून, ते सशर्त आवश्यक मानले जातात.

चला आता भोजनाकडे वळूया -

सीकेडी रूग्ण, जे औषधांवर आहेत, त्यांची रोजची प्रोटीन्सची आवश्यकता आहे -

0.8 gm प्रति 1 किलो शारिरीक वजन प्रति दिन.

विविध सर्वेक्षणांनी असा निष्कर्ष काढला आहे की भारतीय आहार - मग तो शाकाहारी असो किंवा मांसाहारी पदार्थांचा समावेश असलेला असो - दररोजच्या प्रोटीन्सची किमान गरज पूर्ण करत नाही.

नियमित भारतीय शुद्ध शाकाहारी आहारातून मिळणारी प्रोटीन्स -

0.3 - 0.6 ग्राम / किलोग्राम शरीराचे वजन / दिन.

नियमित भारतीय आहारासह मांसाहारी पदार्थ प्रोटीन्स प्रदान करतात -

0.4 - 0.8 ग्राम / किलोग्राम शरीराचे वजन / दिन.

आपल्या समाजात काही समज प्रचलित आहेत -

★ किडनीच्या आजाराने ग्रस्त रूग्णांनी 'प्रोटीन प्रतिबंधांचे' पालन केले पाहिजे.

* शून्य प्रोटीनयुक्त आहार किडनीचे पुढील नुकसान टाळेल.

* किडनी रुग्णांच्या आहारात डाळी, कडधान्ये, दूध आणि दुग्धजन्य पदार्थ, अंडी आणि मांसाहारी पदार्थांचा समावेश करण्यास मनाई आहे.

ही मिथके आहेत.

आपण क्रॉनिक किडनी डिसीज आजाराने ग्रस्त असलो, तरीही निरोगी राहण्यासाठी आपल्याला कमीतकमी प्रोटीन्सची आवश्यकता असते.

प्रोटीन्स का आवश्यक आहेत?

* सामान्य शरीर-निर्माण कार्यांसाठी प्रोटीन्स आवश्यक असतात.

* अगदी - पूर्ण वाढ झालेल्या प्रौढ व्यक्तीमध्ये - शरीराच्या महत्वाच्या अवयवांना आणि जीर्ण झालेल्या स्नायूंना आणि फाटलेल्या ऊर्तींना पुन्हा तयार करण्यासाठी प्रोटीन्सची आवश्यकता असते.

* प्रोटीन्स आपल्या शरीरातील महत्त्वाच्या अवयवांची मूलभूत रचना आणि कार्य दीर्घकाळ टिकवून ठेवण्यास मदत करतात.

* अल्ब्युमिन आणि ग्लोब्युलिनच्या स्वरूपात प्रोटीन्स रक्तात फिरत असतात. त्यांची रक्त पातळी आणि रक्त संतुलन राखण्यासाठी, प्रोटीन्स खाणे आवश्यक आहे.

* आता, जर आपण वरील प्रचलित "मिथकांचे" पालन केले आणि खूप कमी-प्रोटीन्स किंवा शून्य-प्रोटीन आहार घेतला, तर शरीराची निर्मिती किंवा शरीराची अंतर्गत दुरुस्ती होणार नाही.

✸ याव्यतिरिक्त, रक्तातील प्रोटीन्सची पातळी कमी होईल आणि ते शरीरात पाणी साठवेल. यामुळे शरीरात जैवरासायनिक असंतुलन आणि सूज येऊ शकते.

प्रोटीन्सच्या कमतरतेचे परिणाम -

✸ लहान मुलांमध्ये शरीराची वाढ थांबते किंवा मंदावते.

✸ प्रौढांमध्ये, वजन कमी होते आणि प्रतिकारशक्ती कमी होते.

✸ हीमोग्लोबिनच्या निर्मितीमध्ये अडथळा येतो, परिणामी अशक्तपणा येतो. सीकेडी मध्ये, किडनी एरिथ्रोपोएटिन हॉर्मोन तयार करण्यास अपयशी ठरते, जो रक्तातील हीमोग्लोबिनच्या निर्मितीसाठी जबाबदार असतो. प्रोटीन्सच्या कमतरतेमुळे हीमोग्लोबिनची निर्मिती आणखी कमी होऊ शकते. त्यामुळे आहारात प्रोटीन्सचे प्रमाण योग्य राखले पाहिजे.

✸ प्रदीर्घ प्रोटीन्सच्या कमतरतेमुळे प्लाझ्मा प्रोटीन्स- अल्ब्युमिन आणि फायब्रिनोजेनचे अपुरे संश्लेषण होऊ लागते.

  ▪ अल्ब्युमिनची कमतरता - गंभीर अवस्थेत - संपूर्ण शरीरावर सूज येते, ज्याला 'एडिमा' म्हणतात.

  ▪ फायब्रिनोजेनच्या कमतरतेमुळे रक्तस्रावाचे विकार होऊ शकतात.

  ✸ प्रोटीन्सच्या कमतरतेमुळे जखमा भरण्यास विलंब होतो.

  ✸ अँटीबॉडीज, जे संक्रमणांशी लढतात, ते प्रोटीन्सपासून तयार होतात. त्यामुळे प्रोटीन्सच्या कमतरतेमुळे आपली प्रतिकारशक्ती, संसर्गाशी लढण्याची क्षमता कमी होते.

★ हॉर्मोन्स प्रोटीन्सपासून तयार होतात. प्रोटीन्सच्या तीव्र कमतरतेमुळे हॉर्मोनल असंतुलन होऊ शकते.

अपर्याप्त कॅलरी-प्रोटीन सेवनामुळे, प्रोटीन ऊर्जा कुपोषण (प्रोटीन-एनर्जी मालन्युट्रीशन) सुरू होते.

आपल्या शरीराच्या महत्त्वाच्या अवयवांच्या स्नायू आणि संरचनांमधून प्रोटीन्स काढून, रक्तातील प्रोटीन्स चा समतोल राखण्यास सुरुवात करते.

यामुळे आपल्या अंतर्गत अवयवांना अधिक कमकुवतपणा आणि नुकसान होऊ लागते.

त्यामुळे पुरेसे प्रोटीन्स खाणे फार महत्वाचे आहे.

मग सीकेडी आहारासाठी प्रोटीन्स प्रतिबंध ही संकल्पना कुठून आली?

पाश्चात्य आहार (डेटा) वर्णन -

आपण पाश्चात्य आहारातील डेटा विश्लेषणाकडे बघुया, जे सीकेडीच्या सुरुवातीच्या टप्प्यात प्रोटीन्सचे सेवन प्रतिबंधित करते.

पण मग पाश्चिमात्य आहाराकडे बघितले तर असे आढळून येते की त्यांच्या आहारात मांसाचे प्रमाण जास्त असते, त्यामुळे किडनीवर मोठा भार पडतो.

ते अनेकदा प्रोटीन्ससाठी **0.8** ग्रॅम/किलो/दिवसाची वरची मर्यादा ओलांडतात.

म्हणून, ज्यांनी ही मर्यादा ओलांडली आहे त्यांना ते "0.8 ग्रॅम/किलो/दिवस" च्या खाली आणणे आवश्यक आहे आणि म्हणूनच प्रोटीन्सचे सेवन मर्यादित करण्यास सांगितले जाते.

भारतीय आहार, जरी मांसाहारी पदार्थ खाल्ले तरी (जे रोजचे नसते), त्यात प्रामुख्याने डाळी, उसळी, कडधान्ये, अंकुरीत यासारख्या प्लान्ट बेस्ड - वनस्पती-आधारित - द्वितीय श्रेणीतील प्रोटीन्स असतात.

आपले प्रोटीन्स सेवन - ओव्हरलोडच्या मर्यादा ओलांडत नाही - उलट ते प्रोटीन्स श्रेणीच्या तळाशी आहेत.

खरं तर, प्रोटीन्सची संख्या खूपच कमी असल्याचे आढळल्यास (उदा. 0.5 ग्रॅम/किलो/दिवस), आहारतज्ज्ञांना या सीकेडी रुग्णांना खरे तर आहारातील प्रोटीन्सचे प्रमाण वाढवण्यास पटवून द्यावे लागते.

त्यामुळे भारतीयांनी काळजी करण्याची आवश्यकता नाही!

किडनी आहारतज्ज्ञांच्या मार्गदर्शनाखाली योग्य आहार घ्यावा.

सीकेडी रुग्णाच्या आहारासाठी प्रोटीन्सची 50% आवश्यकता प्रथम श्रेणीच्या स्त्रोतांकडून आणि उर्वरित अर्धी द्वितीय श्रेणीच्या स्त्रोतांकडून आवश्यक असते.

शुद्ध शाकाहारी किंवा 'वेगन आहारा'च्या बाबतीत, वनस्पती-आधारित प्रोटीन्स पोषण आहारातील पोटॅशियम आणि फॉस्फोरस लक्षात घेऊन मोजले पाहिजेत.

कीटो-एनलॉग्स औषधे घेत असलेल्या रुग्णांच्या बाबतीत, निर्धारित औषधाच्या प्रमाणानुसार अत्यंत कमी प्रोटीनयुक्त आहाराचा सल्ला दिला जातो. अशावेळी- प्रोटीन्स आणि अमीनो ॲसिड- कीटो-एनलॉग्स औषधांद्वारे प्राप्त केले जातात.

सीकेडीच्या चरण 1 - 4 मध्ये, प्रोटीन्सची आवश्यकता 0.8 ग्रॅम प्रति किलोग्रॅम शरीराचे वजन प्रतिदिन असते आणि ती खालीलप्रमाणे लक्षात घेतली जाते:

* वजन

* वय

* जीएफआर

* गतिविधि

* जीवनशैली

* इतर अस्तित्वात असलेले रोग जसे की मधुमेह, उच्च रक्तदाब, हृदयविकाराच्या घटना आणि पोषण स्थिती.

रुग्ण पुरेसे प्रोटीन्स आणि कॅलरी खात आहेत की नाही याचे मूल्यांकन करण्यासाठी काही साधने आणि तंत्रे वापरली जातात, जसे की सब्जेक्टिव ग्लोबल असेसमेंट (व्यक्तिनिष्ठ वैश्विक मूल्यांकन, **SGA**) आणि मालन्युट्रीशन इन्फ्लेमेशन स्कोअर (कुपोषण सूज स्कोर **MIS**) केला जातो.

जेव्हा प्रोटीन्स चे सेवन कमी केले जाते, तेव्हा आपण कार्बोहाइड्रेट किंवा तेल, तूप जास्त घेतो. तेलाचे सेवन वाढल्याने आपल्या रक्तातील लिपिड्स वाढतात.

कार्बोहायड्रेट्सच्या वाढीमुळे रक्तातील साखरेची पातळी वाढते. ग्लायकोजेन व्यतिरिक्त, कार्बोहायड्रेट्स अतिरिक्त कॅलरीजमध्ये देखील रूपांतरित होतात आणि त्या चरबी म्हणून साठवल्या जातात. अशा प्रकारे, पुन्हा फॅट डिरेन्जमेंट (चरबी विकृती) सुरू होतात. लठ्ठपणाच्या लिपिड सायकलचे स्वतःचे ट्रिगर आहेत. याचा परिणाम म्हणजे लो डेन्सिटी लाइपोप्रोटीन (कमी घनत्ववाले लाइपोप्रोटीन-एलडीएल) कोलेस्टेरॉल इत्यादी चरबी रक्तात फिरते.

अशा प्रकारे, योग्य मार्गदर्शनासह - जवळजवळ प्रत्येक पोषक घटकांसाठी संतुलित आहार आवश्यक आहे.

उदाहरणार्थ:

50 किलो वजनाच्या पुरुषांनी, सीकेडी स्टेज 1 - 4, 0.8 ग्रॅम/किलो/दिवस प्रोटीन्सचे सेवन केले पाहिजे.

0.8 × 50 = 40 ग्रॅम प्रोटीन्स प्रतिदिन, त्यापैकी 20 ग्रॅम प्रथम श्रेणीच्या स्त्रोतांकडून आले पाहिजेत.

20 ग्रॅम प्रथम श्रेणीच्या प्रोटीन्सच्या स्त्रोतामध्ये अंदाजे समाविष्ट आहे -

* ✴ 2 अंड्याचा पांढरा भाग = 6 ग्रॅम
* ✴ 300 मिली गाईचे दूध = 6.6 ग्रॅम
* ✴ 200 मिली गाईच्या दूधाचे दही = 4.4 ग्रॅम
* ✴ 50 ग्रॅम पनीर = 3 ग्रॅम.

20 ग्रॅम द्वितीय श्रेणी प्रोटीन्समध्ये अंदाजे समाविष्ट आहे -

* ✴ 60 ग्रॅम कच्ची डाळ, जी शिजवल्यानंतर 4 वाट्या बनते, घट्ट वरण = 14 ग्रॅम
* ✴ 10 ग्रॅम कच्चे अंकुरीत कडधान्य, अंकुर फुटल्यानंतर आणि शिजवल्यानंतर = 2.3 ग्रॅम
* ✴ 4 फुलके, प्रत्येकी 20 ग्रॅम गव्हाच्या पिठापासून = 6.4 ग्रॅम

त्यामुळे वरील संपूर्ण चर्चेतून हे स्पष्ट होते की डाळी आणि इतर प्रोटीन्सचे स्रोत आहारातून काढून टाकू नयेत. किडनी आहारतज्ज्ञाद्वारे त्यांची गणना करणे अत्यंत आवश्यक आहे, त्यानंतर ते रोजच्या आहारात घ्यावे लागतील.

काही महत्त्वाच्या गोष्टी -

✓ आहारातील प्रोटीन्सच्या निर्बंधामुळे कुपोषण आणि सीकेडीची पुढील प्रगती होऊ लागते, किडनी खराब होऊ लागते.

✓ दररोज आहारात 0.8 ग्रॅम प्रति किलोग्राम शरीराच्या वजनासाठी प्रोटीन्सचे सेवन केले पाहिजे.

✓ दररोजच्या प्रोटीन्सयुक्त सेवनासाठी आहारसल्ल्याचे पालन करावे.

✓ लक्षात ठेवावे, आपल्या शरीरातील सर्व प्रोटीन्स एकतर आहारातून येतात किंवा रक्ताची पातळी आणि कॅलरीज राखण्यासाठी आपल्या शरीराच्या अवयवांद्वारे खंडित केली जातात. आपल्या अंतर्गत अवयवांपेक्षा आहाराद्वारे ते पुरवणे चांगले आहे.

✓ भारतीय आहारामध्ये विविध प्रकारचे प्रोटीन्स असतात, जे किडनीसाठी अनुकूल असतात.

12

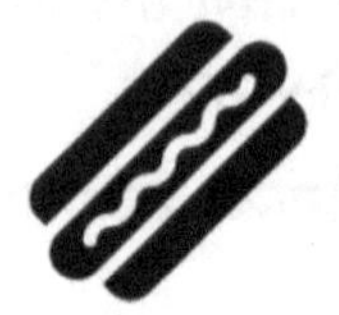

कार्बोहाइड्रेट

कार्बोहाइड्रेट -

* आपल्या रोजच्या आहारातील मूलभूत अन्न स्रोतांमध्ये आढळते.

* ऊर्जेचा मुख्य स्त्रोत.

* मुख्य आहार.

* त्यांच्याशिवाय आपला आहार पूर्ण होत नाही.

* आर्थिकदृष्ट्या परवडणारे आणि सहज उपलब्ध ऊर्जा स्रोत.

* एकूण आहाराच्या 55%-60% असावेत.

* सीकेडीचा आहारही तसाच असावा.

आपल्या आहारात कार्बोहाइड्रेटयुक्त पदार्थ असतात -

* तांदूळ

* गहू

* पोहे

* रवा

* मैदा

* ज्वारी

* बाजरी

* मका

* शेवया

* नाचणी

* साबुदाणा

* भगर

* बटाटा, रताळी, अरवी, सुरण, बीट

* सर्व फळे

आपल्या रोजच्या आहारातील कार्बोहाइड्रेट्सचे तीन मुख्य स्त्रोत आहेत -

1. सुक्रोज - साखर किंवा गूळ

2. लैक्टोज - दुधात असते

3. स्टार्च - जे सर्व अन्नधान्यांमध्ये असतात.

कार्बोहाइड्रेट पाचनक्रिया -

* आपण जेवताना लहान घास घेतो आणि चावतो.

* आपण जितके हळूहळू आणि जास्त वेळा चावतो, तितकी जास्त लाळ (तोंडातील स्राव) तयार होते, जी अन्नात मिसळते.

* ही लाळ कार्बोहाइड्रेटच्या कणांचे, पचण्यायोग्य कणांमध्ये विघटन करते.

* कार्बोहाइड्रेटचे पचन तोंडातच सुरू होते.

* म्हणूनच सावकाश खावे, नीट चावून खावे, घाईघाईत जेवू नये.

* गिळल्यानंतर आपल्या पोटात कार्बोहाइड्रेट मिसळते.

* लहान आतडे पुढे ते आणखी सरल स्वरूपात मोडतात आणि कार्बोहाइड्रेट्स आता रक्तात शोषण्यास (मिसळण्यास) तयार होतात.

कार्बोहाइड्रेट्स थेट रक्तप्रवाहात ग्लुकोजच्या रूपात शोषले जातात.

ग्लुकोज हे स्टार्च पचनाचे अंतिम उत्पादन आहे.

आता, आपल्याला वडिलधाऱ्यांनी सांगितल्याप्रमाणे अन्न '32' वेळा चावण्याचे महत्त्व समजले आहे. आपण हळूहळू जेवावे, जेणेकरून लाळ अन्नामध्ये चांगली मिसळेल. आता आपल्याला माहित आहे की कार्बोहाइड्रेट्सचे पचन तोंडातून सुरू होते.

प्रति 100 ग्रॅम पोटॅशियमच्या प्रमाणानुसार, कार्बोहाइड्रेट्सचे वर्गीकरण खालीलप्रमाणे केले जाते -

1. **दररोज - विहित प्रमाणात दररोज वापरले जाऊ शकतात -**

   * तांदूळ

   * गहू

   * मैदा

   * साबुदाणा

* भगर

* पोहे

* रवा

* सोजी

2. **मध्यम वापर - आठवड्यातून एकदा वापरले जाऊ शकतात -**

* ज्वारी

* शेवया

* जाडे पोहे

3. **प्रतिबंधित वापर - महिन्यातून एकदा वापरले जाऊ शकतात. मध्यम प्रमाणात सेवन करावे -**

* बाजरी

* मका

* नाचणी (रागी)

दररोज स्वादिष्ट अन्न -

* भात, पुलाव, मसालेभात, दहीभात, बिसीबेलेभात, पोंगल (गोड किंवा खारे).

* पोळी, फुलका, चपाती, पराठा, पुरी, भाकरी, भटुरा, नान, बाटी, बाफले, खाकरे, थेपला.

* साबुदाणा खिचडी, साबुदाणा वडा, साबुदाणा अप्पम, साबुदाणा थालीपीठ, साबुदाणा चिवडा, साबुदाणा इडली.

* उपासाची भगर, भगरीचे उपासाचे डोसे (विदर्भाच्या सुप्रसिद्ध विष्णू मनोहर यांच्या यूट्युब चॅनेलवर पाककृती बघावी)

* पातळ पोहे, भाज्या घालून करावे.

* रवा उपमा किंवा सोजी, भाज्या घालून करावी.

* इडली, डोसा, उत्तपम, अप्पम.

* कधीकधी ब्रेड हा जेवणाच्या नियोजनाचा एक भाग असू शकतो.

(लक्षात ठेवावे, कोणत्याही पदार्थाचा अतिरेक धोकादायक आहे, जरी तो "परवानगी" श्रेणीत असला तरीही.)

कॉर्नफ्लेक्स आणि ओट्स हे प्रक्रिया केलेले पदार्थ आहेत, म्हणून ते शक्यतो टाळावेत.

त्यातील पोषक घटक टिकवून ठेवण्यासाठी, शिजवल्यानंतर तीन तासांच्या आत ताजे शिजवलेले अन्न खावे.

रविवारसाठी खास स्वादिष्ट पदार्थ -

* ज्वारीची भाकरी

* शेवयांची खीर किंवा शेवयांचा उपमा

* कांदे पोहे, बटाटे पोहे, चना-रस्सा पोहे, मटार पोहे, कच्चा चिवडा (नागपुरी), दडपे पोहे (कोकणी, नारळ-पाणी वापरू नये).

शक्य तितके कमी खावे -

* बाजरी - भाकरी किंवा खिचडी

* मका (कॉर्न)

* नाचणी - भाकरी किंवा धिरडी किंवा शिरा.

उच्च पोटॅशियम पातळीमुळे यांवर निर्बंध आहेत.

13

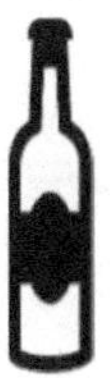 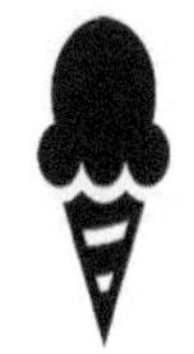 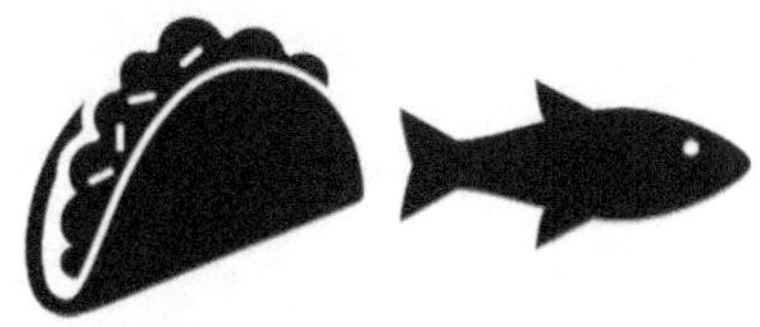

फॅट्स

फॅट्स, चरबी म्हणजे तेल आणि तूप जे आपण स्वयंपाकासाठी वापरतो.

काही स्निग्धांश देखील अनेक पदार्थांमध्ये अदृश्य किंवा मिश्र स्वरूपात असतात. ते काजू, बदाम, सुकामेवा, तेलबिया, दूध, लोणी, अंड्यांमध्ये कोलेस्टेरॉलच्या स्वरूपात, मासे, मांसाहारी पदार्थांमध्ये आढळतात.

आपल्या शरीरासाठी फॅट्स का आवश्यक आहेत?

★ फॅट्स शरीराला ऊर्जा पुरवतात.

★ शरीराच्या महत्त्वाच्या अवयवांचे भोवती - उशीसारखे आवरण तयार करून त्यांचे संरक्षण करतात.

★ जीवनसत्त्वे A, D, E आणि K हे फॅट्समध्ये विरघळणारे असतात.

★ ते आपल्या अन्नाची चव वाढवतात.

★ ते तृप्ति देतात, जेवल्यावर समाधानाची भावना देतात.

आपण ग्रहण करत असलेल्या अन्नामध्ये फॅट्स हे तिसरे प्रमुख पोषक तत्व आहेत, बाकी दोन आहेत - कार्बोहाइड्रेट आणि प्रोटीन.

त्यांच्या रासायनिक संरचनेनुसार, फॅट्स चे दोन प्रकार आहेत -

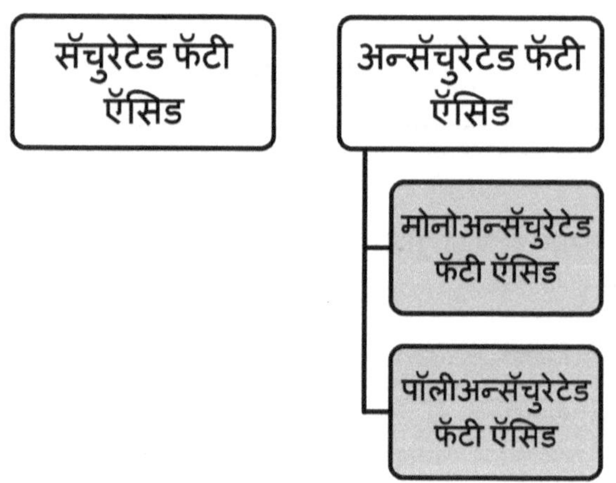

फॅट्स चे प्रकार -

1. सॅचुरेटेड फॅटी ऍसिड (एस एफ ए)

2. अन्सॅचुरेटेड फॅटी ऍसिड - याचे दोन मुख्य प्रकार आहेत -

   ✴ मोनोअन्सॅचुरेटेड फॅटी ऍसिड (मुफा)

   ✴ पॉलीअन्सॅचुरेटेड फॅटी ऍसिड (पुफा)

सॅचुरेटेड फॅटी ऍसिड (एस एफ ए) -

✴ ज्या **फॅट्स** त्यांच्या द्रव अवस्थेतून घन अवस्थेत बदलतात, गोठतात त्यांना सॅचुरेटेड फॅटी एसिड म्हणतात.

★ तापमान थंड झाल्यावर ते घट्ट होतात, गोठतात.

★ उन्हाळ्यात आणि गरम झाल्यास ते परत द्रव अवस्थेत बदलतात.

★ ते पशु उत्पादनांमध्ये आढळतात, जसे की -

  ▪ दुधावरची साय

  ▪ लोणी

  ▪ शुद्ध देशी तूप

  ▪ दूध

  ▪ पनीर, चीज, छेना

  ▪ अंड्यातील पिवळा बलक

  ▪ वनस्पति तूप

  ▪ नारळाचे तेल

  ▪ चॉकलेट

  ▪ लाल मांस.

★ एस एफ ए चे सेवन कमी प्रमाणात केले पाहिजे.

★ आहारात एकूण तेलाच्या 10% - एस एफ ए (SFA) असावे.

★ एस एफ ए (SFA) समृद्ध आहार - रक्तातील कोलेस्टेरॉल वाढवते.

★ परंतु ते मध्यम साखळी ट्रायग्लिसराइड्सच्या रूपात शरीरासाठी आवश्यक आहेत.

अन्सॅच्युरेटेड फॅटी ॲसिड -

★ वनस्पतींपासून बनवलेल्या तेलांमध्ये प्रामुख्याने आढळतात.

★ हे रासायनिकदृष्ट्या पॉलीअनसॅच्युरेटेड फॅटी ॲसिड (पुफा, PUFA) आणि मोनोअनसॅच्युरेटेड फॅटी ॲसिड (मुफा, MUFA) म्हणून वर्गीकृत आहेत.

✱ हे पुफा-मुफा (PUFA-MUFA) तेलांमध्ये एकत्रित अवस्थेत असतात.

✱ प्रत्येक वनस्पती तेलात विशिष्ट टक्केवारीत पुफा-मुफा (PUFA-MUFA) असतात.

✱ यामुळे ते पुफा-युक्त किंवा मुफा-समृद्ध तेल तयार होते.

✱ हृदयाच्या आरोग्याच्या दृष्टीने दोन्ही तेलांचे आपले फायदे आहेत.

✱ उदाहरणार्थ: ज्या बियापासून तेल मिळते ते असे आहेत -

- सूर्यफूल
- करडई
- कापूस
- तीळ
- मोहरी
- सोयाबीन
- शेंगदाणे
- कॉर्न (मका)
- ऑलिव्ह
- बदाम
- तांदूळ कोंडा (राईस ब्रॅन)
- मासे

अन्सॅचुरेटेड फॅटी ऍसिडचा, सीकेडी आहारामध्ये, एकूण फॅट्सच्या 25% समावेश असावा.

ट्रान्स फॅट्स

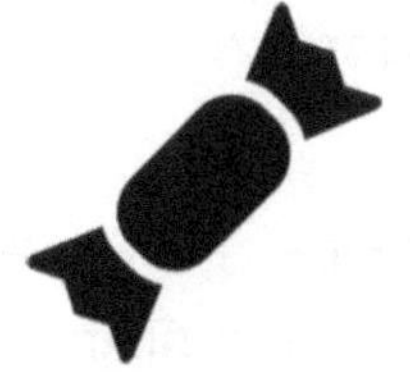

ट्रान्स फॅट्स (ट्रान्स फॅटी ॲसिड) हे मुळात कृत्रिम फॅट्स आहेत. ते वनस्पती तेलांच्या हायड्रोजनेशनद्वारे कृत्रिमरित्या तयार केले जातात.

या प्रक्रियेत, वनस्पती तेले त्यांच्या मुक्त-प्रवाह, द्रव-स्वभावातून घन अवस्थेत बदलतात.

अन्न उद्योगात हायड्रोजनेशनचा चांगला उपयोग झाला आहे, कारण ते तेलांचे शेल्फ-लाइफ सुधारते, तसेच ते वापरत असलेल्या पदार्थांची चव आणि कुरकुरीतपणा वाढवते.

ट्रान्स फॅट्स वनस्पती तेलाची उदाहरणे (जुन्या काळात प्रत्येक घरात वापरले जाणारे डालडा तूप) वनस्पति तूप म्हणून बाजारात उपलब्ध आहे.

मांस आणि दुग्धजन्य पदार्थांमध्ये नैसर्गिकरित्या ट्रान्स फॅट्स कमी प्रमाणात आढळतात. त्यांचे आरोग्यावर होणारे परिणाम अजूनही अभ्यासले जात आहेत.

आपल्या शरीरावर ट्रान्स फॅट्सचा प्रभाव -

★ अल्झायमर, पार्किन्सन्स, स्मृतिभ्रंश, स्पाइनल मस्क्यूलर ॲट्रोफी, कर्करोग, सिस्टिक फायब्रोसिस इत्यादी क्रॉनिक डिजनरेटिव्ह रोगांसाठी ट्रान्स फॅट्स अधिक हानिकारक असल्याचे आढळले आहे.

✦ ट्रान्स फॅट्स सॅच्युरेटेड फॅटी ऍसिडपेक्षा जास्त एथेरोजेनिक असतात. एथेरोजेनेसिस म्हणजे रक्तवाहिन्यांमध्ये तेलकट, स्निग्ध साठणे आणि जमा होणे, ज्यामुळे रक्तप्रवाह खंडित होतो.

✦ ट्रान्स फॅट्स वाईट कोलेस्टेरॉल वाढवतात आणि रक्तातील चांगल्या - एचडीएल कोलेस्टेरॉलचे प्रमाण कमी करतात.

✦ ट्रान्स फॅट्स रक्त गोठण्याचे प्रमाण असामान्य पद्धतीने वाढवतात. वाहणारे रक्त लवकरच जमा होऊ लागते.

✦ वैज्ञानिक अभ्यास - ट्रान्स फॅट्स, कर्करोग आणि मधुमेह यांच्यातील दुवे (संबंध असल्याचे) दाखवतात.

आपल्या आहारात ट्रान्स फॅट्सचे सेवन टाळण्याचे काही मार्ग खालीलप्रमाणे आहेत -

✦ बेकरी उत्पादने जसे की चिप्स, कुकीज, केक आणि पेस्ट्री टाळावीत.

✦ कोल्ड प्रेस्ड तेल वापरून अन्न शिजवावे, जसे की मोहरी, ऑलिव्ह, तीळाचे तेल.

✦ हायड्रोजनयुक्त वनस्पती तेल, वनस्पति तूप आणि मार्जरीनचा वापर टाळावा.

✦ वेजिटेबल बटर, लो कोलेस्टेरॉल, लो फैट बटर - कमी चरबीयुक्त लोणी म्हणून वापरणे टाळावे.

✦ अन्न शिजवतांना किंवा तळण्यासाठी तेल जास्त वेळ गरम करू नये.

✦ एकदा तळण केल्यावर किंवा शिजवल्यानंतर उरलेले तेल पुन्हा वापरू नये.

✦ तेल पुनःपुन्हा गरम करू नये.

★ एकाच भांड्यात दोन भिन्न तेल किंवा तेल आणि तूप यांचे मिश्रण वापरू नये. वेगवेगळ्या तेलांचे गरम होण्याचे, उकळण्याचे तापमान वेगवेगळे असते आणि त्यांना मिसळणे आपल्या हृदय आणि रक्तवाहिन्यांसाठी हानिकारक आहे.

★ मार्जरीन, शॉर्टनिंग, वनस्पती तूप, अर्धवट (आंशिक रूपात) हायड्रोजनेटेड वनस्पती तेल किंवा कमी चरबीयुक्त, कमी कोलेस्टेरॉल बटर यासारख्या पॅकेज केलेल्या खाद्यपदार्थांवरची पोषण लेबले तपासावीत. ते सर्व ट्रान्स फॅट्स आहेत.

14

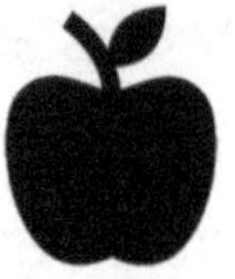

फळे

या दोन प्रकारात फळांचे वर्गीकरण केले जाते -

ताजी फळे आणि सुकामेवा.

* **सुकामेवा, बिया आणि काजू -**

    * सुकी, निर्जलित फळे, विशेषत: पोटॅशियम, जीवनसत्वे आणि खनिजांचे समृद्ध स्रोत आहेत.

    * सीकेडी मध्ये, निकामी झालेली किडनी लघवीद्वारे जास्तीचे पोटॅशियम उत्सर्जित करू शकत नाही.

    * किडनीचे शक्य तितके संरक्षण करण्यासाठी, कोरडी, सुकी फळे (ड्रायफ्रुट्स) आणि नट्स टाळणे चांगले.

* **ताजी फळे -**

    * ताजी फळे देखील पोटॅशियमने समृद्ध असतात.

    * कमी, मध्यम आणि जास्त पोटॅशियम-युक्त फळे आहेत.

    * रक्तातील पोटॅशियमची पातळी नियंत्रित असलेल्या सीकेडी रुग्णांना कमी पोटॅशियम युक्त फळे खाण्याची परवानगी आहे. (सल्ल्यानुसार)

* लक्षात ठेवावे, कोणताही कमी पोटॅशियमचा स्त्रोत, निर्धारित प्रमाणापेक्षा जास्त घेतल्यास, रुग्णांसाठी मध्यम किंवा उच्च पोटॅशियमचा स्त्रोत ठरतो.

* अशा प्रकारे, संयम आणि आहाराचे पालन हे निरोगी खाण्याच्या सवयी आणि निरोगी जीवनशैलीची गुरुकिल्ली आहे.

सीकेडी रुग्णांमध्ये अनुमत, कमी पोटॅशियम फळांची यादी -

* पेरू

* सफरचंद

* अननस

* नाशपाती

* पपई

* संत्री (कमी प्रमाणात)

* कैरी

* छोटी केळी

इतर सर्व फळे आपल्या नेफ्रॉलॉजिस्ट आणि किडनी आहारतज्ज्ञांच्या मार्गदर्शनाखालीच घ्यावीत.

या फळांचे अगदी तोंडाला पाणी आणणारे, स्वादिष्ट पदार्थ केले जाऊ शकतात!

* फ्रूट आइस - काही फळे कापून ट्रे किंवा कुल्फीमेकरमध्ये भरावीत आणि फ्रीजच्या फ्रीझर डब्यात ठेवावीत. जेव्हा तुम्हाला इच्छा असेल तेव्हा स्वादिष्ट फ्रूट-आइसचा आनंद घ्यावा.

* गोठलेली फळे - तहान भागवण्यासाठी उन्हाळ्यात फळांचे तुकडे गोठवून खाता येतात. फळाची साल काढून संपूर्ण फळ पूर्णपणे गोठवले जाऊ शकते. हे पाण्याचे सेवन कमी करण्यास मदत करते आणि सूज येणे प्रतिबंधित करते.

* फ्लेवर्ड योगर्ट्स, स्वादिष्ट दही-आइस्क्रीम - कमी चरबीयुक्त दह्यात काही फळे घालावीत, ते थंड करावे आणि आईस्क्रीम सारखे खावे.

* गोठवलेली खीर किंवा बासुंदी किंवा रबडी - दूध, चिरलेली फळे आणि गूळ एकत्र करून फ्रीजमध्ये ठेवावा आणि थंडच खावा. (पोटॅशियमचे प्रमाण लक्षात घेऊन.)

* फळांसह ॲरो-रूट (आराऊट) जेली: ॲरोऊट शिजवावे आणि थंड करावे (ॲरोऊटच्या पीठात पोटॅशियमचे प्रमाण कमी आहे), त्यापासून जेली तयार करण्यासाठी सुबक आकाराच्या साच्यात थंड करावे. टॉपिंग म्हणून चिरलेली फळे घालावी किंवा मिश्रण मोल्डमध्ये ओतताना चिरलेली फळे घालावी.

फळे खाताना संयम पाळावा आणि आनंद मानावा!

लक्षात ठेवावे -

GAP3- पेरू, सफरचंद, नाशपाती, अननस, पपई

15

भाज्या

भाजीपाला हा भारतीय आहाराचा अविभाज्य भाग आहे.

भाज्यांशिवाय आपले ताट अपूर्ण वाटते, पोट भरलेले वाटत नाही आणि आपला आहार अपूर्ण राहतो.

त्यामुळे भाज्या आपल्या रोजच्या आहारात आवश्यक असतात.

त्यांचे सेवन खालीलप्रमाणे केले जाऊ शकते -

* भाज्या आणि सूपच्या स्वरूपात शिजवून,

* कोशिंबीर म्हणून कच्चे,

* कचुंबर, लोणची, रायता आणि सर्व प्रकारचे कापलेले, किसलेले, ठेचलेले आणि मुरवून - यांसारख्या विविध प्रकारात.

वरील पर्यायांपैकी सूप आणि भाज्यांची लोणची हे सीकेडी रुग्णांच्या आहारात प्रतिबंधित आहेत.

इतर सर्व भाज्यांचे स्वागत आहे.

पुन्हा वाचावे - 9 - पोटॅशियम - संपूर्ण अवलोकन

लीचिंग प्रक्रिया -

भाज्यांसाठी -

* खाली दिलेल्या यादीतून कमी किंवा मध्यम पोटॅशियम असलेली भाजी निवडावी.

✴ भाजी साध्या पाण्यात धुवावी.

✴ शक्य असल्यास भाजी सोलून घ्यावी.

✴ भाजीचे लहान तुकडे करावे, शक्य तितके लहान तुकडे करावे.

✴ ही चिरलेली भाजी साध्या पाण्यात (खोलीचे तापमान असलेल्या) किंवा कोमट पाण्यात भिजत ठेवावी. पाण्याचे प्रमाण भाज्यांच्या प्रमाणापेक्षा किमान 10% जास्त असावे. वैकल्पिकरित्या, त्यात एक चमचा पांढरा व्हिनेगर घालावा. 30-45 मिनिटे भिजत ठेवावी.

✴ लक्षात ठेवावे, जर तुम्हाला व्हिनेगरची ॲलर्जी असेल तर भाज्या भिजवण्यासाठी वापरू नये.

✴ पाणी काढून टाकावे. भाजी पुन्हा ताज्या पाण्यात २-३ वेळा धुवावी.

✴ आवश्यकतेनुसार कमी तेलात किंवा तुपात शिजवावी.

✴ भाज्या उकळून किंवा प्रेशर कुकरमध्ये जास्त पाणी घालून शिजवून, उकडलेल्या - चव नसलेल्या - पोषकतत्व नसलेल्या भाज्या खाण्याची गरज नाही.

✴ ही पद्धत कमी किंवा मध्यम पोटॅशियम असलेल्या भाज्यांवर उपयुक्त आहे.

✴ हिरव्या पालेभाज्या आणि कंदमुळे इतर भाज्यांइतकी पोटॅशियम बाहेर टाकत नाहीत. म्हणून त्यांचे सेवन शक्य तितके टाळावे.

भारतीय बाजारपेठेत उपलब्ध असलेल्या भाज्यांची विस्तृत श्रेणी स्पष्टपणे चार विस्तृत शीर्षकाखाली मांडली जाऊ शकते -

1. **कंद - मूळ -**

   * बटाटा
   * रताळी
   * सुरण
   * अरवी
   * कमळ काकडी, कमळ दांडी
   * बीट
   * मुळा
   * गाजर
   * टॅपिओका

मधुमेह नसलेले सीकेडी रुग्ण मुळा आणि गाजर खाऊ शकतात.

या यादीतील उरलेल्या भाज्या कमी प्रमाणात खाव्यात, महिन्यातून एकदा

सेवन मर्यादित ठेवणे आवश्यक आहे.

हे या भाज्यांमध्ये उच्च पोटॅशियम आणि खनिजांच्या उपस्थितीमुळे असे करावे.

लक्षात ठेवावे, रक्तातील पोटॅशियम ओव्हरलोडचे ओझे टाळण्यासाठी हे प्रतिबंध आहेत.

संयम हा नियम आहे.

2. **हिरव्या पालेभाज्या -**

   * आगथी
   * राजगिरा पाने-हिरवी

* राजगिरा पाने-लाल
* बसेला
* बथुआ
* बीटची पाने
* पान
* ब्रुसेल्स स्प्राउट्स
* चीनी कोबी
* कोबी - हिरवा, जांभळा
* फुलकोबी पाने
* आळूची पाने
* शेवग्याची पाने
* शेपूची पाने
* मेथी
* आळीवाची पाने
* बडीशेपेची पाने
* गोंगुरा - हिरवा, लाल
* नवल-कंवल, नवलकोलाची पाने
* सलादची पाने, लेट्युस
* सरसो, मोहरीची पाने
* पाकचोइ
* ओव्याची पाने
* पोन्नगन्नी किंवा कोयापा पाने (पाण्यात उगवलेली)

* भोपळ्याची पाने

* मुळ्याची पाने

* पालक

* चिंचेची पाने

भारतात उपलब्ध हिरव्या पालेभाज्यांची लांबलचक यादी - आपल्या खाद्य संस्कृतीचा समृद्ध वारसा प्रकट करते.

हिरव्या पालेभाज्या पोटॅशियमचे समृद्ध स्रोत आहेत.

शिजवल्यानंतर, शिजवलेल्या भाज्यांचे प्रमाण कमी होते आणि म्हणूनच वजनाने मोठ्या प्रमाणात या भाज्यांची (पानांची) आवश्यकता असते. यामुळे मोठ्या प्रमाणात खनिजे-समृद्ध, विशेषतः पोटॅशियम-समृद्ध भाज्यांचा वापर होऊ शकतो.

म्हणून, येथे निर्बंध असणे आवश्यक आहे.

पालक आणि मेथी अनेकदा संभाषणात असतात.

काय करावे आणि काय करू नये, काय अडचण होय.

त्यामुळे या भाज्या महिन्यातून एकदा शिजवून घ्याव्यात, त्या इतर भाज्यांमध्ये मिसळाव्यात आणि वापराव्यात.

लक्षात ठेवावे - **संयम हा नियम आहे.**

3. **फळभाज्या -**

* पांढरा भोपळा

* लाल किंवा तांबडा भोपळा

* कारले

* वांगी - प्रत्येक रंग, प्रजाती, जातीची

* बीन्स - शेंगा

* सिमला (ढोबळी) मिरची - हिरवी, लाल, पिवळी
* फुलकोबी
* ओव्याचे देठ
* चाऊ चाऊ
* गवार
* आळूचे देठ - हिरवा आणि काळा
* कॉर्न (मका)
* काकडी - प्रत्येक रंगाची, जातीची
* शेवग्याच्या शेंगा
* वाल
* फ्रेंच बीन्स - हिरवे किंवा जांभळे (श्रावण घेवडा)
* फणस
* नवल-कंवल किंवा नवलकोल
* तोंडली किंवा कुंद्रू किंवा कोवई
* भेंडी
* कैरी
* कांदा
* लसूण
* आले
* मिरची, हिरवी आणि लाल
* कच्ची पपई
* परवर
* पडवळ

* ताजे हिरवे वाटाणे

* कच्ची हिरवी केळी

* दोडका

* ढेमसे, ढेणसे, टिंडा

* टमाटे, हिरवे आणि लाल

* मशरूम

वर नमूद केलेल्या इतर भाज्यांवर लीचिंगची प्रक्रिया - पोटॅशियम जास्तीत जास्त प्रमाणात काढून टाकते.

या सर्व भाज्यांचे - सीकेडी रुग्णांना - नियमितपणे सेवन करता येते.

* यादी मोठी आहे,

* विविधतेची खात्री देता येते, आणि

* लीचिंग नंतर चवीची हमी दिली जाऊ शकते,

* भाज्या उकळण्याची किंवा मोठ्या प्रमाणात पाण्यात शिजवण्याची गरज नाही.

अपवाद हे नेहमीच या जगाचा एक भाग असतात आणि इथे आहेत -

* टमाटे

* कच्ची केळी

* कच्चा फणस

पाककौशल्य आता कृतीत आणूया, धन्यवाद आई!

स्वयंपाकासाठी आवश्यक -

* तेल किंवा तूप

* मीठ

* साखर (पांढरी, शुद्ध साखर किंवा गूळ वापरावा. साखरेसारखे पदार्थ, साखर-पर्यायी म्हणून बाजारात उपलब्ध आहेत. ते कमी किंवा शून्य कॅलरीजचे असून खरेतर "रसायने" आहेत. किडनी रुग्ण आणि इतर प्रत्येकाने जागरूक असणे आवश्यक आहे. आपल्या शरीरात प्रवेश करणाऱ्या रसायनांपासून सावधगिरी बाळगावी. नकळत किंवा जाणूनबुजून अनेक रसायने, विविध खाद्यपदार्थांच्या माध्यमातून, आपल्या शरीरात प्रवेश करतात. ती आपल्या शरीरातून मूत्राच्या रूपात, किडनीद्वारे उत्सर्जित केली जातात, यकृताद्वारे बाहेर टाकली जातात, घामातून किंवा विष्ठेतून बाहेर टाकली जातात. म्हणून आपण जोखीम पत्करू नये).

* मसाले, सामान्यतः खडा मसाला, कोरडे मसाले आणि वाटण म्हणून ओळखले जातात.

मसाल्यांमध्ये समाविष्ट आहेत -

* मोहरी

* जिरे

* तीळ

* ओवा

* खसखस

* मेथी दाणे

* धणे

* कोथिंबीर

* डाळिंबाचे दाणे, अनारदाणा

* हळद
* मिरची, हिरवी आणि लाल
* आमचूर
* लवंगा
* काळे मिरे
* हिंग
* जायफळ
* जावित्री किंवा जायपत्री
* कढीपत्ता किंवा गोड लिंब
* सब्जा बिया
* चारोळी
* पुदिना
* तमालपत्र
* दगडी फूल, पत्थर फूल
* सूंठ
* वेलची, मोठी आणि लहान
* दालचिनी
* कलौंजी
* चक्री फूल
* बडीशेप
* केशर

हे मसाले कमीत-कमी प्रमाणात वापरावेत.

गरम मसाला किंवा लवंग, काळे मिरे, दालचिनी आणि लाल मिरची, तिखट यासारख्या गरम मसाल्यांच्या श्रेणीपासून दूर राहिले पाहिजे.

मग या मसाल्यांमधील पोटॅशियमचा प्रश्न निर्माण होतो.

सूचीबद्ध मसाल्यांपैकी, पोटॅशियम प्रत्येक 100 ग्रॅममध्ये जास्त प्रमाणात आढळते.

पण आपण आपल्या पाककृतींमध्ये किती प्रमाणात वापरतो ते पाहावे.

मध्यम प्रमाणात आणि आठवड्यातून एकदा वापरल्यास, हे मसाले सीकेडी रूग्णांच्या खाद्यपदार्थांमध्ये, थोडी चव वाढवण्यासाठी वापरले जाऊ शकतात.

यादी मोठी आहे.

परंतु, आपण एकाच पदार्थांमध्ये सर्व मसाले वापरत नाही.

प्रत्येक पाककृतीत मसाल्यांचे एक अद्वितीय संयोजन असते.

रोजच्या, रुचकर अन्नासाठी, प्रत्येक पदार्थांचा वापर मध्यम प्रमाणात केला पाहिजे.

फक्त लक्षात असू द्यावे -

काही पाककृतींमध्ये बदाम, काजू, पिस्ता, वाळलेल्या भोपळ्याच्या बिया, मगजबी आणि मनुका, खजूर, खारीक आणि साय, मलई यांचा समावेश असतो.

हा सुकामेवा, नट्स आणि ड्रायफ्रुट्स शक्यतो टाळावेत. पर्यायी पाककलेचा पर्याय निवडला पाहिजे.

शेवटी, निवड तुमची आहे, कारण जीवन तुमचे आहे!

लक्षात ठेवावे : लीचिंग

16

हे खाद्यपदार्थ – नको रे बाबा

सीकेडी रुग्णांमध्ये खाद्यपदार्थ असावेत -

* काळजीपूर्वक निवडलेले,

* काळजीपूर्वक शिजवलेले,

* कमी प्रमाणात सेवन,

* तृप्त करणारे, भूकेचे शमन करणारे.

सीकेडी टप्पे 1 ते 4 हे संरक्षणाचे टप्पे आहेत.

येथे, निकामी होणाऱ्या किडनीचे पुढील नुकसान होण्यापासून संरक्षण करणे आवश्यक आहे, जसे की -

* रक्तदाब नियंत्रणात ठेवणे.

* रक्तातील साखरेचे कडक नियंत्रण. ते स्थिर राहील याची खात्री करावी - उच्च किंवा कमी साखरेचा कोणताही स्पाइक - चढउतार स्वीकार्य नाही.

* संक्रमण नियंत्रण - बाहेरील अन्न, स्ट्रीट फूड, विषाणू आणि जिवाणू संसर्गास - उत्कृष्ट वैयक्तिक स्वच्छता राखून प्रतिबंध करावा.

* तणाव - शारीरिक आणि मानसिक तणाव कमीत कमी असला पाहिजे.

* पोषण - किडनी आहारविषयक मार्गदर्शक तत्वे, व्यायाम आणि निरोगी जीवनशैलीचे पालन करून, कुपोषण रोखणे आवश्यक आहे.

प्रतिबंधात्मक उपायांच्या मूलभूत गोष्टींचे पालन करून, सीकेडीचे 1 ते 4 टप्पे लांबणीवर टाकले जाऊ शकतात.

सीकेडीची प्रगती कशी होते हे प्रत्येक रुग्णानुसार बदलत असले तरीही आपण आपल्या दैनंदिन जीवनात आणि भविष्यासाठी पौष्टिक अन्न आणि शारीरिक आणि मानसिकदृष्ट्या सशक्त राहू शकतो.

रक्तदाब नियंत्रणात ठेवणे -

* पांढरे मीठ (सोडियम क्लोराईड, समुद्री मीठ, शुद्ध, आयोडीनयुक्त) वापरावे.

* दररोज मीठ मोजावे आणि मोजलेल्या प्रमाणातच वापरावे.

* पापड, लोणची, चटण्या, जॅम, सॉस, वेफर्स, केचप, खाण्यासाठी तयार पदार्थ, धान्य साठवलेले पदार्थ, चायनीज सॉस, खारट चणे किंवा खारवलेले पदार्थ जसे की शेंगदाणे किंवा मुरमुरे, कृत्रिम रंग, प्रक्रिया केलेल्या भाज्या किंवा मांस खाणे टाळावे.

* एका दिवसात किती पाणी वापरले जाते, प्यायले जाते ते मोजावे.

* प्रत्येक भेटीच्या वेळी, आपल्या नेफ्रॉलॉजिस्टशी, मीठ आणि पाण्याविषयी चर्चा करावी. लक्षात ठेवावे, रक्त आणि

शरीराचे मापदंड वेळोवेळी बदलू शकतात आणि म्हणूनच, द्रवपदार्थांचे सेवन, मिठाचे सेवन आणि आहारातील बदल देखील आवश्यक आहेत.

(अपवाद जीवनाचा नियम आहे; त्याचप्रमाणे चर्चेने ज्ञानाचा प्रकाश पसरतो!)

रक्तातील साखरेचे कडक नियंत्रण. ते स्थिर राहतील याची खात्री करावी - उच्च किंवा कमी साखरेचा कोणताही स्पाइक, चढउतार स्वीकार्य नाही.

★ संपूर्ण धान्य, कडधान्ये आणि अंकुरीत यांसारखे कॉम्प्लेक्स कार्बोहायड्रेट्सचे सेवन करावे.

★ परिष्कृत, प्रक्रिया केलेले आणि "खाण्यास तयार" असलेले पदार्थ टाळावेत.

★ परवानगी असलेल्या ताज्या भाज्या आणि फळे - त्यांचा प्रत्येक जेवणात समावेश असावा.

★ जेवणाच्या वेळा पाळाव्यात. कधीही उपाशी राहू नये.

★ 'अन्न भाग नियंत्रण' (पोर्शन कंट्रोल) वर लक्ष केंद्रित करावे. अति प्रमाणात काहीही घेतल्यास साखरेचे संतुलन बिघडू शकते.

★ जर मेनूमध्ये विविधता असेल तर कार्ब-काउंटिंगचा अवलंब करावा. उदाहरणार्थ - जर तुम्हाला भाजी बरोबर साधी पोळी खावीशी वाटत असेल, तर त्या जेवणात भात पूर्णपणे टाळावा. सर्व्हिंगचा आकार आणि सोबत असलेले फायबरचे सेवन लक्षात घेऊन, एका प्रकारच्या कार्बोहायड्रेटला दुस- ऱ्यासाठी बदलावे.

* पांढरी, कृत्रिम शर्करा आणि साखरेसारखी चव असलेली इतर रसायने टाळावीत.

* नैसर्गिक गोड पदार्थ खावे.

संक्रमण नियंत्रण -

* बाहेरील अन्नापासून दूर राहावे,

* स्ट्रीट फूड टाळावे,

* उत्कृष्ट वैयक्तिक स्वच्छता राखावी आणि व्हायरस आणि बॅक्टेरियाचे संक्रमण टाळावे.

हे आपल्या शरीरावरचे अतिरिक्त ओझे टाळण्यासाठी आहे.

आपल्या रक्तातील चयापचय कचरा जमा झाल्यामुळे होणाऱ्या असंतुलनाशी आपली शरीर प्रणाली आधीच लढत आहे.

अशा प्रकारे, ज्यामुळे त्रास होतो अशा - आपल्या शरीरात प्रवेश करणाऱ्या बाह्य घटकांपासून संरक्षण करणे आवश्यक आहे.

तणाव - शारीरिक आणि मानसिक ताण कमीत कमी ठेवावा.

* निरोगी जीवनशैली अंगिकारावी, जोपासावी.

* धुम्रपान, दारू पिणे, पान चघळणे किंवा तंबाखू, गुटखा खाणे सोडून द्यावे.

* जेवणाच्या आणि झोपेच्या वेळा पाळाव्यात.

* सकाळी ध्यान, मेडिटेशन, मॉर्निंग वॉक किंवा योग असा हलका व्यायाम करावा. व्यायामामुळे रक्तात एंडोर्फिन सोडले जातात, जे आनंद संप्रेरक आहेत. ते तुम्हाला दिवसभर आनंदी आणि ताजेतवाने ठेवतात.

★ पुस्तके वाचावीत, संगीत ऐकावे, चित्रकला, बागकाम, कुटुंब आणि मित्रांसोबत संध्याकाळचे उपक्रम, सामाजिक कार्य - यापैकी कोणतेही छंद जोपासावेत - अगदी तुम्ही नौकरी करणारे किंवा अति व्यस्त असलात तरीही.

★ सुडोकू कोडी, गणित कोडी, शब्दकोडी, नवीन कौशल्य किंवा नवीन संगीत, वाद्य, नवीन भाषा शिकावी ज्याला 'ब्रेन जिम' असे म्हणतात. आयुष्यातील एकसुरीपणा काढून टाकावा.

पोषण - किडनी आहारविषयक मार्गदर्शक तत्त्वे, व्यायाम आणि निरोगी जीवनशैलीचे पालन करून कुपोषण रोखणे आवश्यक आहे.

नेफ्रॉलॉजिस्ट आणि रीनल न्यूट्रिशनिस्ट यांच्याकडे नियमितपणे फॉलो-अप घ्यावा.

आहाराच्या मार्गदर्शक तत्वांचे काटेकोरपणे पालन करावे.

प्रोटीन्सचे सेवन, मिठाचे प्रकार, भाजीपाला शिजवण्याची पद्धत इत्यादींबाबत काही समज आहेत. दिनचर्येत त्यांचा समावेश करण्यापूर्वी त्यांची योग्य माहिती मिळवावी.

"किडनी साफ करणारी" किंवा फ्लशिंग औषधे, ज्यूस, डिकॉक्शन, काढे किंवा तुम्हाला पर्यायी औषधाच्या नावाने दिलेली इतर कोणतीही रसायने वापरू नयेत.

लक्षात ठेवावे, जेव्हा बाळ आईच्या गर्भाशयात असते, तेव्हा दोन्ही किडनी संरचनात्मक आणि कार्यात्मकपणे तयार होतात. किडनीच्या ऊती आणि संरचनांमध्ये काहीही सुधार किंवा दुरुस्त केले जात नाही. वयानुसार किडनीच्या ऊतींची रचना आणि कार्य बदलते. अशाप्रकारे, सीकेडीच्या बाबतीत, जी अनेक कारणांमुळे उद्भवू शकते, किडनीचे जतन आणि पुढील नुकसान होण्यापासून

संरक्षण करणे आवश्यक आहे, परंतु शारीरिक आणि कार्यात्मक दोन्ही रीतीने पूर्ववत - सामान्य स्थितीत पुन्हा आणले जाऊ शकत नाही.

नाही, कधीच नकोत.

काही पदार्थांसाठी 'मोठ्ठे' नाही....

* वातित, कार्बोनेटेड पेये, सामान्यतः 'कोल्ड ड्रिंक्स' म्हणून ओळखले जातात. त्यात प्रिझर्वेटिव्ह आणि फॉस्फोरिक ऍसिड असते, जे हाडांसाठी अत्यंत हानिकारक आहे. ते रक्तातील फॉस्फरसचे प्रमाण वाढवतात, जे किडनी निकामी झाल्यामुळे शरीरातून काढून टाकणे कठीण आहे. डायलिसिस करूनही फॉस्फोरस काढणे कठीण आहे.

* नॉनब्रँडेड हर्बल टी किंवा चायनीज टी किंवा ग्रीन टी, सहसा पावडर स्वरूपात उपलब्ध असतात. यामुळे यकृताचे गंभीर नुकसान होऊ शकते.

* तंबाखू खाणे किंवा धूम्रपान करणे.

* कडक, कोरी कॉफी. कॉफीमध्ये मोठ्या प्रमाणात पोटॅशियम असते. दुधासोबत कॉफी पिणे चांगले.

* काळा चहा, कोरा चहा किंवा दुधाशिवाय चहा. त्यामुळे पोटॅशियमचे उच्च उत्पादन होते. तसेच, चहामध्ये घातला जाणारा गवती-चहा पोटॅशियमचा उच्च स्रोत आहे.

* नारळाचे पाणी, सुका मेवा आणि नट्स यांचे सेवन टाळावे, कारण ते सर्व पोटॅशियमचे केंद्रित प्रकार आहेत. याव्यतिरिक्त, कृत्रिम रंग आणि सुकामेवा सुकविण्यासाठी वापरल्या जाणाऱ्या वायूंमध्ये मोठ्या प्रमाणात छुपे सोडियम

आणि रसायने असू शकतात. हे सर्व आधीच निकामी झालेल्या किडनीसाठी हानिकारक आहेत.

★ श्रेणी 2 किंवा श्रेणी 3 संरक्षक असलेले कोणतेही 'रेडी टू इट' खाद्यपदार्थ.

★ सोया सॉस चायनीज मेनूमध्ये वापरला जातो. तसेच अजिनोमोटो, जो पुन्हा मोनोसोडियम ग्लुटामेट आहे, सोडियम असलेले रसायन.

★ प्रक्रिया केलेले मांस आणि मासे.

★ प्रक्रिया केलेले चीज आणि हार्ड स्मोक्ड चीज.

★ 'खाण्यासाठी तयार' भाज्या.

★ बेकरी साहित्य.

★ चॉकलेट.

★ खाण्यास तयार - असे डबाबंद पदार्थ.

★ सुकामेवा, मसाले आणि तेलाने समृद्ध ग्रेव्ही, रस्से.

★ एकाच भांड्यात तेल आणि तूप मिसळू नये. त्यांना एकत्र गरम करू नये. तेलाच्या तुलनेत तुपाचा 'तापमान बिंदू' वेगळा असतो. अशाप्रकारे, जेव्हा ते गरम करण्यासाठी एकत्र मिसळले जातात, तेव्हा एक तेल त्याचे तापमान बिंदू गाठते, तर दुसरे तेल अद्याप तापमान बिंदूपर्यंत पोहोचलेले नसते. हे आधीच गरम असलेल्या म्हणजेच प्री-हीटेड फॅटचे खराब फॅटमध्ये रूपांतर करू शकते. हे हृदय आणि रक्तवाहिन्यांसाठी अत्यंत हानिकारक आहे. त्यामुळे तेल आणि तूप वेगळे वापरावे. ते एकाच भांड्यात मिसळू नये.

17

किडनी रोगांमधील आहार – सत्य काय, मिथ्या काय

किडनीचा आजार, विशेषत: क्रॉनिक किडनी डिसीज, हा आजार वाढल्यानंतर अनेक वर्षांनी त्याचे निदान होते.

याची कारणे पुढीलप्रमाणे आहेत -

* आरोग्याविषयक अज्ञानीपणा किंवा दुर्लक्ष

* अनियंत्रित मधुमेह

* अनियंत्रित उच्च रक्तदाब

* अज्ञात उत्पत्तीच्या सीकेडीबद्दल जागरूकता नसणे

* किडनीरोगाचा योग्य उपचार सुरू करण्यास विलंब

* सीकेडीच्या सुरुवातीच्या टप्प्यात रुग्णांची - नेफ्रॉलॉजिस्टपर्यंत पोहोचण्यास - असमर्थता

* निकामी झालेली किडनी पूर्ण बरी होण्याच्या आशेने पर्यायी औषधांचा प्रयत्न करणे.

आपल्या किडनी, शारीरिकदृष्ट्या, जीवनाच्या विकासाच्या टप्प्यात, जेव्हा आपण आपल्या आईच्या गर्भाशयात असतो, तेव्हा तयार होतात. एकदा तयार झाल्यानंतर, किडनी गर्भाशयात कार्य करू लागतात.

हे वयासारखे आहे. आपली किडनी आपल्याच वयाची आहे, बहुधा मोठी, कारण त्या - आपण या जगात येण्याआधीच काम

करायला लागतात. त्या गर्भाशयात वाढतात, कार्य करण्यास सुरवात करतात आणि वाढतात, जसे आपण मोठे होतो त्याही मोठ्या होतात.

किडनी - एकदा खराब झाल्यानंतर - क्रॉनिक किडनी डिसीज प्रमाणे संरचनात्मकपणे पुन्हा वाढत किंवा सुधारत नाहीत. हाडे, त्वचा आणि इतर काही ऊर्तींची दुरुस्ती आणि पुनरुज्जन करता येते.

परंतु किडनी, हृदय, प्लीहा, फुफ्फुसे यासारख्या महत्त्वाच्या अवयवांचा संरचनात्मक पुनर्विकास होत नाही. तथापि, ते कार्यात्मकदृष्ट्या मजबूत, संरचनात्मकदृष्ट्या सक्षम होऊ शकतात, कमी झालेली कार्यक्षमता भरून काढण्यासाठी.

सीकेडी सारख्या दीर्घकालीन आजारात नेमके हेच होते.

किडनीतील संरचनात्मक आणि कार्यात्मक एकक म्हणजे नेफ्रॉन. जिवंत नेफ्रॉन, निकामी होणाऱ्या नेफ्रॉनची अतिरिक्त कार्ये करण्यासाठी, किडनीची क्षमता वाढवतात. याचा अर्थ, त्यांना स्वतःचे काम आणि अतिरिक्त काम करावे लागते, तसेच इतर नेफ्रॉन्सची नुकसान-भरपाई करावी लागते.

पण अति ओझे आणि जास्तीचे काम - कोण किती दिवस सहन करणार... अशाप्रकारे, दीर्घकाळापर्यंत कार्यक्षमता बाधित होते, कामाचा दर्जा घसरतो आणि अखेरीस, दोन्ही किडनी निकामी होण्याच्या दिशेने प्रगती दर्शवू लागतात, ज्याला आपण क्रॉनिक किडनी डिसीजचा टप्पा, स्टेज म्हणतो.

सीरम क्रिएटिनिनचे मापन हे किडनीच्या कार्याचे संवेदनशील सूचक आहे. ग्लोमेरुलर फिल्टरेशन रेट, ईजीएफआर, सीरम क्रिएटिनिनचा अंदाज, रुग्णाचे वय, लिंग आणि जात लक्षात घेऊन किडनीचे कार्य स्थापित करण्यास मदत होते.

रुग्णांच्या मनात क्रिएटिनिन विषयी हाच सर्वांत मोठा गैरसमज आहे. याभोवती एक मिथक आहे - सीकेडीच्या बाबतीत, काही पर्यायी औषधांच्या मदतीने, किडनीला त्यांच्या मूळ रचना आणि कार्यात परत आणून पूर्णपणे पुनरुज्जिवत करता येते. तथापि, वस्तुस्थिती अशी आहे की, आपण कोणत्याही औषध किंवा पॅथीबद्दल बोलू, शरीररचना समान आहे आणि वस्तुस्थिती अशी आहे की नेफ्रॉन पुन्हा निर्माण होऊ शकत नाहीत. नवीन नेफ्रॉन कोणत्याही बाह्य मार्गाने तयार केले जाऊ शकत नाहीत.

अशा प्रकारे, सीकेडीचे निदान झालेल्या सर्व रुग्णांना औषधोपचार आणि आहारविषयक मार्गदर्शक तत्वांचे पालन करणे आवश्यक आहे.

काही समज - गैरसमज किडनीच्या आहाराविषयी आहेत.

आपण वस्तुस्थितीसह त्यांच्याविषयी एक-एक करून चर्चा करूयात.

1. **गैरसमज** - आपली किडनी साफ करण्यासाठी भरपूर पाणी प्यावे.

* माझी किडनी सामान्य ठेवण्यासाठी मी भरपूर पाणी पिईन.

* यामुळे माझ्या किडनीचा आजार बरा होईल.

* मला किडनीचा आजार होण्यापासून किंवा तो वाढण्यापासून दूर ठेवेल.

वस्तुस्थिती -

सीकेडी रुग्णांसाठी,

२४ तासातील लघवीची मात्रा + ५०० मिली साध्या पाण्याचे सेवन,

आपल्या प्रणालीतील विषारी कचरा काढून टाकण्यासाठी पुरेसे आहे.

आवश्यकतेपेक्षा जास्त पाणी हृदयावर "सिस्टम ओव्हरलोड" करते आणि किडनी अधिक निकामी होऊ लागते.

कधी कधी घोट्यात, पायात पाणी साचते. जेव्हा ते जास्त होते, तेव्हा ते उदर पोकळी आणि फुफ्फुसातील रिकामी जागा घेते, फुफ्फुसातील हवेची जागा द्रवपदार्थ व्यापतात. यामुळे श्वास लागतो आणि आपात्कालीन परिस्थिती उद्भवते. याव्यतिरिक्त, हृदयाला सतत २४ तास अतिरिक्त पाणी पंप करावे लागते. यामुळे हृदयाचे कार्य मंदावते. एकदा जरा थकलेल्या हृदयाची कल्पना करा! त्याने मान टाकली तर?

जर किडनी सामान्य असेल तर जास्त पाणी प्यायल्याने स्टोन तयार होण्यास प्रतिबंध होतो.

परंतु अति जल सेवन हे मधुमेह, उच्च रक्तदाब, आणि ग्लोमेरुलोनेफ्राइटिसमुळे होणारे किडनीवरचे परिणाम निकामी करण्यास प्रतिबंध करत नाही.

2. **गैरसमज** - आम्ही दररोज कमी मीठ खातो.

  ★ म्हणूनच आम्ही इतर क्षारांचा, लवणांचा वापर करतो, जे "चांगले क्षार" आहेत.

  ★ डॉक्टरांनी मला कमी मीठ खाण्यास सांगितले आहे. म्हणून मी कमी सोडियम असलेले मीठ वापरीन.

  ★ आणखी ऐका, मी नैसर्गिक मीठ - रॉक सॉल्ट वापरीन.

वस्तुस्थिती -

सीकेडीच्या टप्प्यावर अवलंबून, सूज (एडिमा) आणि २४-तासातील लघवीचे प्रमाण लक्षात घेऊन 6-8 ग्रॅम मीठ (फ्री-

फ्लोइंग, रिफाइंड, आयोडीनयुक्त, सोडियम क्लोराईड, पांढरे मीठ) सेवन केले पाहिजे. मीठ दररोज मोजलेल्या प्रमाणातच वापरावे.

जेवताना आपण मीठ मोजतो का?

स्वयंपाक करताना आपण मीठ मोजतो का?

आमच्याकडे मिठाचा रोजचा वेगळा कोटा आहे आणि काही अतिरिक्त वापरत नाही का?

"चांगली लवणे" कोणती आहेत?

(तपशीलवार वर्णनासाठी कृपया 8 पहा - मीठ आणि सोडियम)

3. गैरसमज - क्रॉनिक किडनी डिसीजच्या आहारात प्रोटीन पूर्णपणे बंद किंवा मर्यादित असावीत.

वस्तुस्थिती -

भारतीय आहारातील प्रोटीन आधीच सामान्यच्या खालच्या मर्यादेवर आहेत. आहाराच्या मार्गदर्शक तत्वांचे अनुसरण करावे, प्रोटीन मर्यादित करू नये. पोषणतज्ञांच्या सल्ल्याचे अनुसरण करावे. तुमच्या दैनंदिन प्रोटीन सेवनाची गणना करण्यास मदत होईल. मोजावे आणि मध्यम प्रमाणात वापरावे.

आपला आहार, औषधे आणि व्यायाम सोडू नयेत. रुग्णांनी अत्यंत परिश्रमपूर्वक औषधे, आहार आणि व्यायामाचे पालन केल्यास, सुरुवातीच्या स्टेजचा सीकेडी आजार नियंत्रित केला जाऊ शकतो. रक्तदाब नियंत्रणात ठेवण्याची नितांत आवश्यकता आहे. तसेच रक्तातील साखरेचे चढउतार रोखणे आवश्यक आहे.

जर सीकेडी स्टेज 1 - 4 रुग्ण कीटोएनॉलॉग औषधे घेत असतील - संपूर्ण प्रोटीन थेट बायपास करून विशिष्ट अमीनो

ॲसिड प्रदान करण्यासाठी दिलेले विशेष औषध - तर रुग्णांना विशिष्ट आहाराचे पालन करणे आवश्यक आहे. या आहारामध्ये आहार आणि औषधांद्वारे गणना केलेल्या प्रोटीन्सचा समावेश होतो.

अन्यथा, आवश्यक प्रमाणात प्रोटीन्सचे सेवन केले पाहिजे.

प्रोटीन्स का आवश्यक आहेत?

जर प्रोटीनचे सेवन सीकेडीमधील रोगाच्या बाबतीत तत्काळ आवश्यकता पूर्ण करत नसेल, तर शरीराची दुरुस्ती आणि प्रोटीन उपचाराचा प्रभाव आवश्यक दराने राखला जाऊ शकत नाही.

प्रोटीनच्या कमतरतेचे परिणाम आहेत -

मुलांमध्ये शारीरिक आणि मानसिक विकास मंदावतो.

प्रौढांमध्ये, वजन कमी होते.

हीमोग्लोबिनची निर्मिती विस्कळीत होते, ज्यामुळे अशक्तपणा येतो. सीकेडीमध्ये, दोन्ही किडनी हळूहळू एरिथ्रोपोएटिन हॉर्मोन तयार करण्यास अपयशी ठरतात, जो रक्तातील हीमोग्लोबिनच्या निर्मितीसाठी जबाबदार असतो. प्रोटीनच्या कमतरतेमुळे हीमोग्लोबिनची निर्मिती आणखी कमी होऊ लागल्यास, सीकेडीच्या प्राथमिक टप्प्यात कमी हिमोग्लोबिन किंवा अशक्तपणाचे येऊ शकते. त्यामुळे प्रोटीनचे प्रमाण योग्य प्रमाणात राखले पाहिजे.

प्रोटीनच्या प्रदीर्घ काळ कमतरतेमुळे प्लाइ्झ्मा प्रोटीन्स- अल्ब्युमिन आणि फायब्रिनोजेनचे अपुरे संश्लेषण होते. अल्ब्युमिनच्या कमतरतेमुळे संपूर्ण शरीरावर सूज येते, ज्याचे गंभीर परिणाम होऊ शकतात. फायब्रिनोजेनच्या कमतरतेमुळे रक्तस्त्रावाचा विकार होऊ शकतो.

प्रोटीनच्या कमतरतेमुळे जखमा भरण्यास विलंब होतो.

अँटीबॉडीज, जे संक्रमणांशी लढतात, ते प्रोटीन्सचे असतात. त्यामुळे प्रोटीनच्या कमतरतेमुळे आपली रोग-प्रतिकारशक्ती, संसर्गाशी लढण्याची क्षमता कमी होते.

हार्मोन्स प्रोटीनपासून तयार होतात. प्रोटीनच्या तीव्र कमतरतेमुळे हॉर्मोनल असंतुलन होऊ शकते.

4. गैरसमज - लाल रंगाची फळे किंवा लाल रंगाचे रस हीमोग्लोबिन वाढवण्यास मदत करतात.

वस्तुस्थिती -

सीकेडीमध्ये, किडनीद्वारे एरिथ्रोपोएटिनची निर्मिती हळूहळू कमी होते.

हीमोग्लोबिन केवळ लोह (आयर्न) आणि एरिथ्रोपोएटिनच्या सहाय्याने वाढवता येते.

5. गैरसमज - सर्व भाज्या शिजवण्यापूर्वी पूर्णपणे उकळल्या पाहिजेत.

वस्तुस्थिती -

भाज्यांची "लीचिंग" ची प्रक्रिया वाढवावी. हे पाण्यात विरघळणारे पोटॅशियम, हानिकारक फवारण्या आणि रसायने काढून टाकते - जे भाज्या खराब होण्यापासून वाचवण्यासाठी वापरले जातात.

लीचिंग प्रक्रिया खालीलप्रमाणे आहे -

* भाजी धुवून घ्यावी.

* मग सोलून घ्यावी, चिरून घ्यावी आणि लहान तुकडे करावे, 1x1 इंचापेक्षा कमी.

* कापलेली भाजी कोमट पाण्यात किमान 30 मिनिटे भिजवून ठेवावी.
* नंतर भाजी पाण्यातून बाहेर काढावी.
* भाजी पुन्हा २-३ वेळा धुवावी, नंतर शिजवावी.

9 पहा - पोटॅशियम - संपूर्ण अवलोकन

कृपया नियमित पालन करावे -

* दररोज वापरल्या जाणाऱ्या पाण्याचे प्रमाण मोजावे. माठातले थंड पाणी प्यावे. जेवणाच्या वेळा आणि औषधांच्या वेळा समायोजित कराव्या जेणेकरून पाण्याचे सेवन कमीत कमी ठेवता येईल.

* दैनंदिन मिठाचे सेवन मोजावे. कमी मीठ, कमी तहान आणि कमी पाणी प्यावे लागणे. (या नियमाला अपवाद म्हणजे कमी रक्तदाब असलेल्या व्यक्ती).

* तुमच्या हाताच्या तर्जनी, मध्यमा आणि अंगठ्यामध्ये एक चिमूटभर म्हणजे एक ग्रॅम मीठ मावते.

* मुक्त प्रवाही, शुद्ध, आयोडीनयुक्त, सोडियम क्लोराईड मिठाचा वापर करावा. आधीच किडनी कमी कार्यरत असल्यामुळे, इतर क्षार किंवा मिठाचे पर्याय, हानिकारक ठरू शकतात.

* आहारातील प्रोटीनचे प्रमाण मोजून सेवन केले पाहिजे. प्रोटीन वर्ज्य करू नयेत. डॉक्टरी सल्ल्याशिवाय प्रोटीन शेक किंवा सिंथेटिक प्रोटीन वापरू नयेत. ते तुमच्या किडनीला हानी पोहोचवू शकतात.

★ फळांचे रस, भाजीपाला रस किंवा कोणत्याही वनस्पतींचा काढा किंवा रस घेऊ नयेत.

★ नारळ पाणी, अति उकळलेला - कोरा चहा किंवा कॉफी, कोल्ड्रिंक्स आणि सरबते घेऊ नयेत.

★ डॉक्टरी सल्ल्याशिवाय सुकामेवा घेऊ नये.

★ लोणची, पापड, चटण्या, जॅम, जेली, जिलेटिन, सॉस, केचप, आइस्क्रीम इत्यादींच्या स्वरूपात मीठ आणि संरक्षक किंवा रसायने असलेले पदार्थ खाऊ नयेत.

★ खरेदी करण्यापूर्वी, तयार अन्नपदार्थांवरील पोषण-अन्न लेबले वाचावीत.

काही महत्त्वाच्या गोष्टी -

✓ **सीकेडी रुग्णांसाठी, आपल्या शरीर प्रणालीतील विषारी कचरा काढून टाकण्याकरिता 24 तासातील लघवीचे प्रमाण आणि 500 मिली साधे पाणी पुरेसे आहे.**

✓ **भारतीय आहारातील प्रोटीन्स आधीच सामान्यच्या खालच्या मर्यादेवर आहेत. कृपया आहाराच्या मार्गदर्शक तत्वांचे अनुसरण करावे, प्रोटीन्स मर्यादित करू नयेत. (डॉक्टरी सल्ल्यानुसार वागावे).**

✓ **मिठाचे सेवन दररोज 8 ग्रॅमपेक्षा जास्त नसावे. (डॉक्टरी सल्ल्यानुसार).**

✓ **हीमोग्लोबिन केवळ लोह आणि एरिथ्रोपोएटिनच्या सहाय्याने वाढवता येते.**

✓ **कृपया लीचिंग प्रक्रियेचे अनुसरण करावे.**

18
मधुमेह आणि आहार

मधुमेह - भारत जगात पहिल्या क्रमांकावर आहे.

भारतीयांमध्ये लहान वयातच मधुमेह होऊ लागला आहे.

स्थूलपणा दिवसेंदिवस वाढत चालला आहे. लठ्ठपणामुळे रक्तातील साखरेचे नियमन करणाऱ्या इन्सुलिन हॉर्मोनच्या क्रियेला प्रतिकार होतो.

उच्चरक्तदाब, कर्करोग, हृदयविकार आणि किडनीचे आजार यांसारखे असंसर्गजन्य आजार वाढत आहेत.

डायबिटिक नेफ्रोपॅथी, म्हणजे दीर्घकालीन मधुमेहामुळे किडनी निकामी होणे, हे क्रॉनिक किडनी डिसीज आजाराचे प्रमुख कारण आहे. डायबिटिक नेफ्रोपॅथी दीर्घकाळ मधुमेह असलेल्या सुमारे 40% किंवा त्याहून अधिक रुग्णांमध्ये विकसित होते. या रुग्णांमध्ये हृदयविकाराच्या समस्यांमुळे दगावण्याची शक्यता जास्त असते.

डायबिटीजमध्ये - आहारात बदल आणि नियमित व्यायाम - हे आपली किडनी निकामी होण्यापासून रोखण्यासाठी उत्तम उपाय आहेत. लठ्ठ रुग्णांमध्ये वजन कमी केल्याने किडनीचे नुकसान टाळण्यास मदत होते. हे लघवीद्वारे प्रोटीन्स नष्ट होण्यापासून रोखण्यामुळे होते.

आहारातील बदल मधुमेहामुळे होणारी एकंदर गुंतागुंत टाळण्यास, अवयवांचे रक्षण करण्यास किंवा होणारे परिणाम विलंब करण्यास मदत करतात जसे की,

* डोळे

* नसा

* मेंदू

* यकृत

* किडनी

* रक्तवाहिन्या आणि

* हृदय.

व्यायाम आणि आहार सुरू करण्यापूर्वी, संपूर्ण पोषण मूल्यमापन करायला हवे.

यामध्ये समाविष्ट आहेत -

* सांस्कृतिक आणि प्रादेशिक सवयी

* शैक्षणिक स्तर

* मनोसामाजिक मूल्यांकन

* सामाजिक स्थिती

* आर्थिक स्थिती

* वजनाची नोंद

* आरोग्याविषयी समजुती, गैरसमज

* जीवनशैली

* खानपानाच्या सवयी

* शारीरिक हालचालींचा इतिहास

* वैद्यकीय इतिहास

* प्रयोगशाळेचा अहवाल

✳ बीएमआय ची गणना

✳ शरीरातील चरबीचे वितरण (कंबर मोजमाप)

✳ खाण्याच्या पद्धतींचे मूल्यांकन करण्यासाठी तपशीलवार आहार-इतिहास किंवा अन्न रेकॉर्ड आवश्यक आहे (डाएट डायरी).

✳ रुग्णाच्या रक्तातील ग्लुकोजचे निरीक्षण - पद्धत, वारंवारता आणि रेकॉर्ड ठेवणे.

मधुमेहाच्या बाबतीत व्यायाम आणि आहाराची भूमिका - याविषयी चर्चा करूया.

व्यायाम -

व्यायाम हा मधुमेह व्यवस्थापनाचा एक महत्त्वाचा पैलू आहे. हा खालील प्रकारे मदत करतो -

✳ इन्सुलिन संवेदनशीलता वाढवून साखर नियंत्रण (ग्लायसेमिक कंट्रोल) वाढवतो.

✳ शरीराचे वजन राखतो. शरीरातील चरबी कमी करतो. चरबी - इन्सुलिन संवेदनशीलता कमी करते. चरबीच्या कमतरतेमुळे इन्सुलिनची संवेदनशीलता वाढते. रक्तातील साखर नियंत्रित राहते.

✳ हृदय व रक्तवाहिन्यांसंबंधी जोखीम घटक कमी करते.

✳ स्वस्थ, सुदृढ असल्याची भावना दर्शविते.

कोणताही व्यायाम कार्यक्रम सुरू करण्यापूर्वी -

✳ डॉक्टर,

✳ पोषणतज्ज्ञ आणि

✻ प्रमाणित फिटनेस ट्रेनर

यांच्याकडून योग्य सल्ला घ्यावा.

आहार -

न्यूट्रिशन थेरपीचा (पोषण चिकित्सा) उद्देश कुपोषण न होता रुग्णांमध्ये ग्लायसेमिक कंट्रोल सुधारणे आहे.

✻ रक्तातील साखरेची पातळी नियंत्रित करण्यासाठी.

✻ रक्तातील लिपिड (चरबी) पातळी नियंत्रित करण्यासाठी.

✻ कुपोषण रोखण्यासाठी.

✻ जीवनाचा दर्जा सुधारण्यासाठी.

✻ रुग्णांना ऊर्जा, पोषक आणि कार्बोहायड्रेट निवडीबद्दल पुरेशी माहिती प्रदान करणे, त्यांना योग्य आहार निवडण्यात मदत करण्यासाठी.

✻ रुग्णांना कमी किंवा जास्त रक्त शर्करा आणि त्यांची लक्षणे कशी समजून घ्यावी हे शिकवण्यासाठी.

✻ रक्तातील साखरेच्या या बदलांशी संबंधित गुंतागुंत टाळण्यासाठी.

✻ जखमा टाळण्यासाठी, जखमा बरे होण्यास मदत करण्यासाठी आणि संसर्ग टाळण्यासाठी.

✻ डोळे, किडनी, नसा, मेंदू आणि हृदय यांवर होणाऱ्या मधुमेहाच्या दीर्घकालीन गुंतागुंत टाळण्यासाठी किंवा विलंब करण्यात मदत करण्यासाठी.

मधुमेह आहार थेरपीमध्ये हे समाविष्ट आहे -

तीन प्रमुख शब्द - निवड, संयम आणि बंधन.

* ★ कार्बोहायड्रेट्सची विवेकपूर्ण निवड.
* ★ प्रोटीन्स सेवनामध्ये संयम.
* ★ एकूण चरबीच्या सेवनावर निर्बंध.
* ★ योग्य पोषण राखणे.
* ★ एकूण कॅलरीजच्या संख्येचा मागोवा ठेवणे.
* ★ अधिक वजन असलेल्या व्यक्तींना वजन कमी करण्यासाठी प्रोत्साहन दिले पाहिजे, त्या अतिरिक्त चरबीच्या पेशी कमी कराव्यात, ज्यामुळे इन्सुलिन - रक्तात वाढणाऱ्या साखरेला - असंवेदनशील होते.

डायबिटीज मेलिटस आहारासाठी सामान्य मार्गदर्शक तत्वे-

(संदर्भ: असोसिएशन ऑफ फिजिशियन्स ऑफ इंडिया - एपीआय टेक्स्टबुक ऑफ मेडिसिन, 7 वी आवृत्ती.)

कॅलरीज

* ★ 25 - 30 कॅलरी प्रति किलो शरीराचे वजन.
* ★ लठ्ठ व्यक्तींसाठी कॅलरीज कमी कराव्यात आणि वजन नियंत्रित ठेवावे.

प्रोटीन्स

* ★ दररोज 0.8 ग्रॅम प्रति किलोग्रॅम शरीराचे वजन.

फॅट्स

* ★ एकूण कॅलरीजच्या 20 - 25%.
* ★ स्वयंपाकाचे तेल (खाद्य तेल) - अर्धा किलो (500 मिली) प्रति व्यक्ती प्रति महिना.

* कोलेस्टेरॉल: दररोज 300 मिलिग्रॅम.
* मुफा: एकूण कॅलरीजच्या 6-7%.
* पुफा: एकूण कॅलरीजच्या 6-7%.
* सॅचुरेटेड फॅट्स: एकूण कॅलरीजच्या 6 -7%.

कार्बोहाइड्रेट

* एकूण कॅलरीजच्या 55 - 60%.

* **कॉम्प्लेक्स कार्बोहाइड्रेट** जसे की संपूर्ण धान्य, कडधान्ये, बीन्स, भाज्या आणि सॅलड्स.

* पांढरे कार्बोहायड्रेट, ट्रान्स फॅट असलेली बेकरी उत्पादने आणि तळलेले पदार्थ यापासून दूर रहावे.

* प्रत्येक जेवण किंवा स्नॅकमध्ये 'एकूण प्रमाणात' कार्बोहायड्रेटला प्राधान्य दिले पाहिजे.

* कमी ग्लायसेमिक इंडेक्स असलेले अन्न - ज्या अन्नामुळे रक्तातील साखरेमध्ये अचानक वाढ होत नाही आणि फायबरचे प्रमाण भरपूर असते - त्याचे सेवन करावे.

* कमी ग्लायसेमिक इंडेक्स असलेल्या खाद्यपदार्थांच्या यादीमध्ये संपूर्ण धान्य, जे प्रक्रिया किंवा पॉलिश केलेले नाहीत, भाज्या, ताजी संपूर्ण फळे, शेंगा, कडधान्ये आणि कच्च्या भाज्या यांचा समावेश आहे.

फळे

* ताजी, संपूर्ण फळे.
* लक्षात ठेवावे, किडनी निकामी झालेल्या रुग्णांनी फळांची निवड काळजीपूर्वक करावी.

✴ फळांच्या रसांना परवानगी नाही.

आहारात फायबर

✴ शक्यतो नैसर्गिक संसाधनांपासून.

✴ भारतीय आहारात भरपूर फायबर असतो. याव्यतिरिक्त, फायबर सप्लिमेंट्सची आवश्यकता नसते.

खाद्य मीठ

✴ दररोज 6 - 8 ग्रॅम पर्यंत.

✴ उच्च रक्तदाब, सीकेडी आणि हृदयाच्या समस्या असल्यास दररोज 4 ग्रॅम सेवन कमी करावे.

मसाले

✴ अँटिऑक्सिडंट्स, ट्रेस घटक आणि खनिजे प्रदान करते.

✴ त्यापैकी काही ओमेगा-3 फॅटी ॲसिड प्रदान करतात.

पौष्टिक गोड पदार्थ

✴ स्वास्थ्यप्रद, पण माफक प्रमाणात सेवन केले पाहिजे.

✴ सुक्रोज, पांढरी साखर म्हणून.

✴ फ्रुक्टोज गोड पदार्थ, फळे कमी प्रमाणात खाऊ शकतात.

✴ इतर पौष्टिक गोड पदार्थ - मध, माल्टोज, डेक्सट्रोज, कॉर्न सिरप.

कृत्रिम स्वीटनर्स - पोषक नसलेले

✴ आपल्या डॉक्टरांशी आणि पोषणतज्ज्ञांशी चर्चा केल्यानंतर सॅकरिन, एस्पार्टेम, सुक्रालोज, एसेसल्फेम-के मर्यादित प्रमाणात वापरावेत.

* **गरोदर आणि स्तनपान देणाऱ्या महिलांनी कृत्रिम स्वीटनर्सचा** वापर टाळावा.

* **फेनिलकेटोनुरिया** असलेल्या रुग्णांमध्ये एस्पार्टेम ला परवानगी नाही.

सवयी

कोणत्याही स्वरूपात तंबाखूपासून दूर रहावे - धूम्रपान, खाणे किंवा अन्यथा.

शक्य असल्यास मद्यपान टाळावे आणि/किंवा लक्षणीयरित्या प्रतिबंधित करावे. ते चरबीमध्ये रूपांतरित होते आणि 1 ग्रॅम = 7 कॅलरीजच्या स्वरूपात कॅलरीज प्रदान करते.

एनाल्जेसिक आणि वेदनाशामक औषधे टाळावीत. दातदुखी, डोकेदुखी, गुडघेदुखी, सर्दी यासाठी ही औषधे प्रिस्क्रिप्शनशिवाय काउंटरवर, ओव्हर द काउन्टर, औषधांच्या दुकानातून विकत घेतली जातात. ही औषधे कट्टर शत्रूंप्रमाणे किडनीचे नुकसान करतात.

कार्बोहायड्रेट मोजणी - (कार्ब काउंटिन्ग)

* मधुमेहात 'कार्बोहायड्रेट मोजणी' हा भोजन नियोजनाचा प्रमुख घटक आहे.

* रुग्ण - आहार नियंत्रण, औषधे किंवा इन्सुलिनवर असू शकतात.

* जेवणानंतर रक्तातील साखरेवर परिणाम करणारा मुख्य घटक म्हणजे कार्बोहायड्रेट.

* पदार्थ आणि इन्सुलिनची अचूक जुळवणी केली जाते.

* प्रोटीन्स आणि फॅट्सच्या कॅलरीज देखील विचारात घेतल्या जातात.

* कार्बोहायड्रेट मोजण्याचे स्तर आहेत.

* आपण येथे फक्त मूलभूत गोष्टींवर चर्चा करूया.

* या अवस्थेत, मधुमेह असलेली व्यक्ती आणि पोषणतज्ज्ञ, प्रथम प्रत्येक जेवणात किंवा नाश्त्यामध्ये किती कार्बोहायड्रेट सेवन केले जातील हे सुनिश्चित करतात.

* हे कार्बोहायड्रेट पर्याय स्टार्च, फळे, दूध आणि दुग्धजन्य पदार्थांचे असतात.

* वरील कार्बोहायड्रेट्सच्या सूचीमधून - प्रत्येक जेवणात तुम्हाला पर्याय निवडणे आवश्यक आहे तसेच त्याचे प्रमाण नियंत्रित केले पाहिजे.

* उदाहरणार्थ, जर दुपारच्या जेवणात, तुम्हाला गव्हाच्या 2 पोळ्यांऐवजी एक गव्हाची पोळी आणि एक छोटी ज्वारीची भाकरी नियमितपणे खायची असेल, तर गहू + ज्वारीच्या पोळ्या (30 ग्रॅम कोरडे पीठ) ही तुमची कार्बोहायड्रेटची निवड आहे.

* त्याऐवजी, जर तुम्ही पोळ्यांऐवजी मिक्स व्हेजिटेबल भाज्यांचा पुलाव घ्यायचे ठरवले तर तुमच्याकडे 60 ग्रॅम कच्च्या तांदळापासून तयार केलेला पुलाव असावा.

* जर तुम्हाला गव्हाची पोळी किंवा भाकरी आणि थोडा भात खायचा असेल, तर तुमच्या जेवणासाठी कार्बोहायड्रेट भत्ता फक्त 2 कार्बोहायड्रेट असेल तर तुम्ही दुसरी पोळी किंवा भाकरी खाऊ नये.

* यामध्ये स्टार्चयुक्त भाज्या, फळे आणि दुधाच्या पर्यायांचा समावेश आहे, ज्यात कार्बोहायड्रेट्स भरपूर आहेत.

* भारतीय अन्नातील 'डाळी, उसळी, वरण' आणि 'स्प्राउट्स किंवा शेंगा' हे घटक रोजच्या आहारातील मुख्य घटक आहेत - दुपारचे जेवण आणि/किंवा रात्रीचे जेवण. पोषक घटकांच्या बाबतीत, ही द्वितीय श्रेणी - वर्ग २ प्रोटीन्स आहेत. परंतु त्यामध्ये कार्बोहायड्रेट्स तुलनात्मक प्रमाणात असतात. हे नियमित कार्बोहायड्रेट स्त्रोतांपेक्षा किंचित कमी असू शकतात. ही कडधान्ये आणि स्प्राउट्स किंवा अन्य वनस्पति प्रोटीन्स स्त्रोत भारतीय आहारात कार्बोहायड्रेट्स समाविष्ट करतात.

* भारतीय आहारात - कार्बोहायड्रेट्समध्ये - डाळी, स्प्राउट्स आणि चणे किंवा राजमा यांसारख्या घटकांचा समावेश केला पाहिजे.

* अशाप्रकारे, भारतीय पद्धतीने मधुमेहाच्या आहारात प्रोटीन्ससाठी डाळी आणि स्प्राउट्सचा समावेश केला पाहिजे, परंतु हे अतिरिक्त कार्बोहायड्रेट स्त्रोत म्हणून देखील गणले जावे.

* भारतीयांमध्ये उच्च ट्रायग्लिसराइड्सची समस्या, मोठ्या प्रमाणात, कार्बोहायड्रेट्स आणि द्वितीय श्रेणीतील प्रोटीन्स खाण्यामुळे आहे, जी आपल्याकडे डाळ-भात, वरण-पोळी, भाजी-पोळी किंवा राजमा-चावल संयोजनाच्या रूपात आहे. यामुळे मधुमेह नसलेल्यांमध्येही ट्रायग्लिसराइड्सचे प्रमाण सतत वाढू शकते.

संयम ही गुरुकिल्ली आहे.

तीन प्रमुख शब्द :

निवड, संयम आणि बंधन.

हायपोग्लाइसेमिया -

जेव्हा रक्तातील साखरेची पातळी 70 mg/dl च्या खाली येते किंवा खालील लक्षणे दिसून येतात, जसे की -

* अति भूक लागणे
* चिंताग्रस्त वाटणे
* अशक्तपणा
* अंग थरथरणे
* घाम येणे
* चक्कर येणे
* हलके-हलके वाटणे
* गोंधळलेली मनस्थिती
* वारंवार पडणे

गंभीर हायपोग्लाइसेमियामुळे बेशुद्ध होऊ शकतात.

मधुमेह असलेल्या व्यक्तीने काय करावे -

* नेहमी आपल्या जवळ साखर, ओआरएस, खडीसाखर, लिमलेटच्या गोळ्या, गुळ किंवा मिठाई बाळगावी, ज्यामध्ये साधी साखर असते आणि ती रक्तात सहज विरघळते.
* नेहमी तुमच्या खिशात किंवा पर्समध्ये थोडे मीठ ठेवावे.

* पाण्याची बाटली नेहमी जवळ असावी.

* "मला मधुमेह आहे" - तुमचे नाव, पत्ता, फोननंबर, रक्तगट असलेले ओळखपत्र, नेहमी आपल्या खिशात असावे.

मधुमेहात घ्यावयाची काळजी -

डोळ्यांची काळजी - डोळे नेहमी स्वच्छ ठेवावेत. सार्वजनिक ठिकाणी जसे सिनेमा हॉलमध्ये वापरले जाणारे गॉगल, चष्मे वापरू नयेत. स्वच्छ, वाहत्या पाण्याने चेहरा धुवावा.

त्वचेची काळजी - आपली त्वचा ओलसर आणि कोमल ठेवावी. कोरडेपणा आणि खाज सुटणारी रसायने टाळावीत.

पायांची काळजी - आपले पाय स्वच्छ ठेवावेत. नेहमी बंद जोडे घालावेत. पायांना अडखळणे किंवा दुखापत होण्यापासून संरक्षण करावे.

नखांची काळजी - नखांना संसर्ग आणि अंतर्ग्रहण टाळण्यासाठी, वेळेवर नखे व्यवस्थित कापावीत, ट्रिम करावीत.

वैयक्तिक स्वच्छता - स्वच्छ आणि कोरडे कपडे घालावेत. ओलसर, दमट कपडे घालू नये, त्यांना कोरडे होऊ द्यावे, विशेषतः पावसाळ्यात.

हात धुणे - जगभरातील डॉक्टरांचा असा विश्वास आहे की साबण आणि पाण्याचा वापर करून हात धुण्याचे योग्य तंत्र जीवाणू आणि विषाणूंमुळे होणाऱ्या 50% हून अधिक रोगांना प्रतिबंधित करते. कृपया हात धुण्याचे योग्य तंत्र शिकावे आणि त्याचे अनुसरण करावे.

बाहेरचे खाणे - बाहेरील खाद्यपदार्थ विचारपूर्वक निवडावेत. आपल्याला अन्नातून होणारे संक्रमण नको.

वजन नियंत्रण आणि व्यायामाद्वारे लठ्ठपणा रोखणे - हे मधुमेह रोखण्याच्या दिशेने एक मोठे पाऊल आहे. त्यामुळे किडनी, यकृत, हृदय व मधुमेहामुळे होणारी इतर गुंतागुंत टाळता येते.

* निरोगी जीवनशैलीचा अवलंब करावा.

* प्रमाणित प्रशिक्षकांच्या देखरेखीत योग, एरोबिक्स, वजन प्रशिक्षण (वेट ट्रेनिंग), नृत्य, झुम्बा यामध्ये सहभागी व्हावे.

* बाहेरील खाणे किंवा बाहेरचे अन्न ऑर्डर करणे कमी करावे. आपले स्वयंपाकघर वापरावे, कुटुंबासह स्वयंपाक करावा, एकत्र जेवणाचा आनंद घ्यावा. योग्य आहार घेतल्याने आपण आनंदी व्हाल तसेच निरोगी आणि आनंदी राहाल.

* मोबाईल, टीव्ही इत्यादी गॅझेट्‌सच्या वेळेत कपात करावी. निसर्गात रमावे, कुटुंबियांबरोबर वेळ घालवावा.

* लिफ्टचा वापर कमी करावा, चढाईचा आनंद घ्यावा. कमी अंतरासाठी चालण्याचा आनंद घ्यावा; यामुळे आपण पेट्रोल वाचवतो, प्रदूषणापासून पर्यावरणाचे रक्षण करतो आणि आपल्या रक्तवाहिन्यांमध्ये फिरणाऱ्या अतिरिक्त फॅट ग्लोब्यूल्स - ज्यामुळे आपल्या धमन्यांमध्ये अडथळे निर्माण होतात - त्यांच्यापासून स्वतःचे रक्षण करतो.

भारतीय आहार, भारतीय विचार, भारतीय संस्कार अशी सुदृढ भारतीय वाटचाल.

भाग 3
विशिष्ट किडनी रोगांमधील आहार-रचना
डॉ. रचना जसानी

1. हिमोडायलिसिस मधील आहार

2. पेरिटोनियल (पोटाचे) डायलिसिस मधील आहार

3. किडनी स्टोन्स मधील आहार

4. किडनी ट्रान्सप्लान्ट (प्रत्यारोपण) नंतरचा आहार

5. नेफ्रॉटिक सिंड्रोम - एक प्रोटीन गमावणारी समस्या - मधील आहार

6. क्रॉनिक किडनी डिसीज (सीकेडी) मध्ये कीटोएनलॉग्स चा उपयोग

7. किडनी रोगांमध्ये उपयुक्त आणि चविष्ट पाककृती

१

हिमोडायलिसिस मधील आहार

हिमोडायलिसिसवर जाणाऱ्या रुग्णांना सहसा अनेक आव्हानांना सामोरे जावे लागते -

* शारीरिक

* आर्थिक

* सामाजिक

* मानसशास्त्रीय आणि

* पोषण संबंधित.

डायलिसिसवर जीवनाच्या चांगल्या गुणवत्तेची गुरुकिल्ली आहे -

| नियमित डायलिसिस | आठवड्यातून 3 वेळा, प्रत्येक सत्रात 4 तास. |
| पुरेसे पोषण | किडनी आहारतज्ज्ञांच्या सल्ल्यानुसार. |

चांगली आहाराची पथ्ये पाळणे आव्हानात्मक असू शकते.

याचे अनेक पैलू आहेत, ज्याकडे लक्ष देण्याची गरज आहे.

हिमोडायलिसिस रुग्णांसाठी पोषणाच्या विविध पैलूंवर लक्ष केंद्रित करण्याच्या उद्देशाने हा अध्याय लिहिलेला आहे.

जेव्हा हिमोडायलिसिस सुरू होते, तेव्हा सहसा मनात अनेक प्रश्न निर्माण होतात, विशेषतः आहाराबाबत.

बहुतेक डायलिसिस घेणाऱ्या रुग्णांच्या मनात मोठी चिंता किंवा गैरसमज असतो की,

★ त्यांना अत्यंत काटेकोरपणे आहार पाळणे आवश्यक आहे.

★ हा आहार त्यांना जवळजवळ उपाशी ठेवतो.

★ त्यांना कुटुंबातील इतर सदस्यांपेक्षा पूर्णपणे वेगळा आहार घेण्यास भाग पाडतो.

परंतु, हे सत्य नाही.

हिमोडायलिसिसचे रुग्ण अनेक पदार्थांचा आस्वाद घेऊ शकतात. त्यांच्या आहाराची पद्धत त्यांच्या कुटुंबातील सदस्यांपेक्षा पूर्णपणे वेगळी नसते.

डायलिसिस पथ्ये अधिक चांगल्या प्रकारे समजून घेण्यासाठी, हिमोडायलिसिसच्या रूग्णांना आवश्यक अशा पोषक तत्वांची चर्चा करूयात -

1. पाणी आणि इतर द्रव

2. मीठ

3. पोटॅशियम

4. प्रोटीन

5. फॉस्फोरस

6. कॅलरीज (ऊर्जा)

हिमोडायलिसिस रुग्णांमध्ये द्रव (पाणी आणि इतर द्रव) ची भूमिका काय असते?

किडनीचे कार्य कमी झाल्यामुळे, त्यांची द्रवपदार्थ हाताळण्याची क्षमता देखील कमी होते.

यामुळे शरीरात द्रव साठतो.

या द्रवपदार्थांच्या संचयनामुळे -

* रक्तदाब वाढणे,

* पाय किंवा चेहरा सुजणे,

* श्वास लागणे,

इत्यादी सारखे परिणाम दिसू लागतात.

ही गुंतागुंत टाळण्यासाठी द्रव प्रतिबंध आवश्यक आहे.

'द्रव' या शब्दात त्या सर्व पदार्थांचा समावेश होतो जे खोलीच्या तापमानात 'द्रव' स्वरूपात आढळतात.

ढोबळपणे सांगायचे तर, किडनीचा आजार लक्षात घेऊन आपण द्रवपदार्थांचे चांगले आणि वाईट असे वर्गीकरण करू शकतो - सहज समजण्यासाठी.

चांगले द्रव	अपायकारक द्रव
दूध	नारळ पाणी
चहा, कशाय पेय, हळदीसह दूध, उकाला	फळांचे रस
वरण, डाळ, आमटी	शीत पेये
कढी	फालुदा
ताक	सूप
सोयामिल्क	मद्यपान

असे काय आहे जे काही द्रव चांगले बनवते तर काही वाईट?

चांगले द्रव - हे असे द्रवपदार्थ आहेत जे आपल्या रोजच्या 'प्रोटीन' (वर्ग १ किंवा वर्ग २) मध्ये योगदान देतात.

याव्यतिरिक्त, ते पोटॅशियम सारख्या शरीरातील हानिकारक पदार्थांच्या वाढीसाठी योगदान देत नाहीत.

म्हणून, ते मध्यम प्रमाणात घेतले जाऊ शकतात.

तीन प्रमुख शब्द - निवड, संयम आणि बंधन.

उदाहरणार्थ, साध्या पाण्याऐवजी, कोणी साधे ताक किंवा उकाला निवडू शकतो.

अपायकारक द्रव - हे द्रव कोणतेही फायदेशीर पोषकतत्वे पुरवत नाहीत.

ते शरीरात पोटॅशियम सारख्या हानिकारक विषारी पदार्थांच्या वाढीसाठी आणि जमा होण्यास हातभार लावतात.

त्यामुळे ते पूर्णपणे टाळावेत.

डायलिसिस रुग्ण किती 'फ्ल्युइड' (द्रव) घेऊ शकतात?

जेव्हा रूग्ण हिमोडायलिसिसवर असतात, तेव्हा त्यांना सामान्यत: दररोज 750-1000 मिली दरम्यान द्रवपदार्थांचे सेवन करण्यास सांगितले जाते.

हे मूत्र उत्पादनावर देखील अवलंबून असते. लघवीचे उत्पादन एका रूग्णापासून दुसऱ्यामध्ये बदलते. त्यामुळे द्रवपदार्थांचे सेवन सर्वांसाठी समान ठेवणे कठीण आहे.

लघवीच्या उत्पादनावर आधारित, सोप्या पद्धतीने समजून घेण्यासाठी, एक साधे सूत्र वापरले जाऊ शकते -

द्रवपदार्थाचे सेवन = आदल्या दिवसाचे लघवी उत्पादन (आउटपुट-24 तास) + 500 मि.ली.

म्हणून, जर रुग्णाची लघवी दररोज 500 मि.ली. असेल,

तर द्रवपदार्थाचे सेवन 500 मिली + 500 मिली = 1000 मिली प्रतिदिन असावे, ज्यामध्ये सर्व द्रव (चहा/दूध/पाणी इ.) समाविष्ट असावेत.

हिमोडायलिसिस रुग्णांमध्ये मिठाची काय भूमिका आहे?

द्रव आणि मीठ एकत्र असतात.

ज्याप्रमाणे कमकुवत किडनी अतिरिक्त पाणी शरीराबाहेर काढू शकत नाहीत, त्याचप्रमाणे ते अतिरिक्त मीठ देखील काढू शकत नाहीत.

यामुळे जास्त प्रमाणात द्रव अधिभार-ओव्हरलोड होऊ शकतो. यामुळे श्वास लागणे, रक्तदाब वाढणे, सूज येणे इत्यादी गुंतागुंत होऊ शकते.

दोन हिमोडायलिसिस सत्रांदरम्यान, वजन वाढणे मर्यादित ठेवण्यासाठी कमी मीठयुक्त आहार आवश्यक आहे.

हिमोडायलिसिसच्या रुग्णांनी किती प्रमाणात मीठ सेवन करावे?

मिठाचे सेवन दररोज सेवन केलेल्या द्रवपदार्थांच्या प्रमाणावर अवलंबून असते.

हिमोडायलिसिस रूग्णांसाठी, प्रत्येक 500 मिली द्रवपदार्थासाठी मिठाचे सेवन 2 ग्रॅम पर्यंत मर्यादित करणे योग्य आहे.

(8 पहा - मीठ आणि सोडियम)

सामान्य, निरोगी व्यक्तींमध्ये मिठाचे सेवन दररोज 6-7 ग्रॅम दरम्यान असायला हवे. हे प्राधान्य असलेल्या अन्नाच्या प्रकारावर, आवडी-निवडींवर अवलंबून असते.

पॅकबंद आणि प्रक्रिया केलेल्या खाद्यपदार्थांमुळे मिठाचे सेवन लक्षणीय वाढते.

हिमोडायलिसिसच्या रुग्णांनी कोणते मीठ वापरावे?

डायलिसिस रुग्णांद्वारे हा सर्वात जास्त विचारण्यात येणारा प्रश्न आहे.

मिठाचा प्रकार तुमच्या रक्ताच्या मापदंडांवर परिणाम करतो. त्यामुळे, दिनचर्येमध्ये कोणत्या प्रकारचे मीठ वापरले जाते याविषयी जागरूक असावे.

सामान्यतः, खाद्य मीठामध्ये सोडियम क्लोराईड असते. सोडियम बदलण्याच्या उद्देशाने बाजारात इतर मीठ-पर्याय उपलब्ध आहेत.

सोडियम बदलण्यासाठी, वापरलेले खनिज पोटॅशियम आहे. रक्तातील वाढलेले पोटॅशियमचे प्रमाण डायलिसिसच्या रुग्णांसाठी धोक्याचे ठरते, म्हणून हे पर्याय पूर्णपणे टाळले पाहिजेत.

हिमोडायलिसिसच्या सर्व रूग्णांनी सामान्य आयोडीनयुक्त मीठालाच प्राधान्य द्यावे.

हिमोडायलिसिसच्या रुग्णांमध्ये पोटॅशियमचे नियंत्रण कसे करावे?

पोटॅशियम हे मानवी शरीरातील एक खनिज आहे.

निरोगी किडनी - आपल्या शरीरात - पोटॅशियम त्याच्या सामान्य श्रेणीत ठेवतात.

कमकुवत किडनी पोटॅशियम हाताळू शकत नाहीत.

त्यामुळे रक्तातील पोटॅशियमचे प्रमाण वाढू शकते.

रक्तातील पोटॅशियमच्या पातळीत कोणतीही वाढ झाल्याने हृदयाच्या समस्या उद्भवू शकतात, ज्यामध्ये अचानक हृदय विकाराचा धोका असतो.

कमी पोटॅशियम आहारासाठी, खालील काही सामान्य मार्गदर्शक तत्त्वे आहेत -

* नारळ पाणी आणि फळांच्या रसांपासून दूर रहावे.

* सूप - रेडी टू ईट सूप, सूप मिक्स, सूप पावडर यापासून दूर रहावे.

* ग्रेव्ही, भाज्या, मिठाई इत्यादींमध्ये नारळ घालू नये.

* चॉकलेट, ड्रायफ्रुट्स, नट्स आणि तेलबियांपासून दूर रहावे.

* मिठाचे पर्याय वापरू नयेत. फक्त सोडियम क्लोराईड मीठ घ्यावे.

* मध्यम ते कमी प्रमाणात पोटॅशियम असलेली तृणधान्ये, कडधान्ये, भाज्या आणि फळे यांना प्राधान्य द्यावे.

* जर आपल्या रक्तात पोटॅशियमचे प्रमाण जास्त असेल, तर लीचिंग प्रक्रियेनंतरच भाज्या आणि कडधान्यांचे सेवन करावे.

हिमोडायलिसिसच्या रुग्णांमध्ये प्रोटीन्सचे सेवन कसे असावे?

हिमोडायलिसिस स्नायूंना, मासपेशींना राखण्याच्या दृष्टीने एक आव्हानात्मक प्रक्रिया आहे.

डायलिसिस दरम्यान प्रोटीन, मुख्यत: अमीनो ॲसिडसची हानी भरून काढण्यासाठी, उच्च प्रोटीनयुक्त आहार अत्यंत आवश्यक आहे.

असा अंदाज आहे की, डायलिसिसवर सरासरी 35-70% रुग्णांना कुपोषणाची समस्या भेडसावते.

कुपोषणामुळे रुग्णांना संसर्ग होण्याची आणि हॉस्पिटलमध्ये भरती होण्याची अधिक शक्यता असते.

हिमोडायलिसिसवर असलेल्या रुग्णांना शरीराच्या वजनानुसार 1.2-1.3 ग्रॅम प्रति किलोग्राम प्रति दिवस प्रोटीनचे सेवन करणे आवश्यक आहे आणि त्यात 50-70% उच्च जैविक मूल्य प्रोटीनसह.

काही वेळा, विशेषत: शाकाहारी रुग्णांना, अशा उच्च प्रोटीनयुक्त आहाराचे पालन करणे शक्य नसते. म्हणून, त्यांना प्रोटीन सप्लिमेंट्सची शिफारस केली जाऊ शकते. हे प्रोटीन सप्लिमेंट्स पावडर किंवा जेल किंवा बिस्किटांच्या स्वरूपात असू शकतात.

इष्टतम पौष्टिक स्थिती आणि निरोगी जीवनासाठी, प्रोटीनना काळजीपूर्वक प्राधान्य देणे आवश्यक आहे.

कार्बोहाइड्रेट्ससारख्या प्रोटीन नसलेल्या घटकांपासून मिळणाऱ्या कॅलरीजच्या जास्तीत जास्त प्रमाणात एकत्र केल्यावर, उच्च-प्रोटीनयुक्त आहार अधिक चांगले कार्य करतो.

त्यांच्या अनुपस्थितीत, प्रोटीन स्वतःच कॅलरीज उत्पादनासाठी वापरली जाऊ लागतात आणि पौष्टिक गरजा पुरेशा प्रमाणात पूर्ण करू शकत नाहीत.

हिमोडायलिसिसचे रुग्ण इष्टतम प्रोटीन्स कसे घेऊ शकतात?

मांसाहार घेणाऱ्या रुग्णांसाठी -

* अंड्याचा पांढरा भाग

* मासे

* चिकन, (कोंबडी)

सहज उपलब्ध आणि प्रथम श्रेणीतील प्रोटीन्सचा सर्वोत्तम स्त्रोत म्हणजे अंड्याचा पांढरा भाग.

रुग्ण एका दिवसात 4-6 अंड्यांचा पांढरा भाग घेऊ शकतात, उदाहरणार्थ उकडलेले, तळलेले किंवा ऑम्लेट इ.

प्रोटीनसह पुरेशा प्रमाणात कॅलरीजचे सेवन राखण्यासाठी, आपण ते अंडा-पराठा किंवा अंड्याची बिर्याणी किंवा चपातीसह अंड्याचे ऑम्लेटच्या या स्वरूपात खाऊ शकतो.

दुसरा पर्याय म्हणजे आठवड्यातून दोनदा मासे/कोंबडी खाणे; सुमारे 3-4 छोटे तुकडे (नारळ वापरायचे नाही).

शाकाहारी आहार घेणाऱ्या रुग्णांसाठी:

* दूध

* पनीर

* घट्ट दही

✳ **सोयाबीन वडी**

✳ **डाळ भात**

दूध आणि दुग्धजन्य पदार्थ उच्च जैविक मूल्याच्या प्रोटीनचा सर्वोत्तम स्रोत असतात; तथापि, द्रव प्रतिबंधामुळे, दूध आणि दह्यापेक्षा पनीरला प्राधान्य दिले पाहिजे.

घट्ट, पाणी कमी असलेले दही किंवा चक्का (ज्यापासून श्रीखंड बनवले जाते) हे देखील उच्च जैविक मूल्याच्या प्रोटीनचा चांगला स्रोत आहे.

दैनंदिन आहारात उच्च जैविक मूल्य प्रोटीन समाविष्ट करण्याचा एक चांगला मार्ग म्हणजे धान्य आणि डाळी संयोजन असलेल्या पाककृती करणे. उदाहरणार्थ - इडली-सांबार, डोसा-सांबार, खिचडी, डाळ-भात इ.

धान्य-डाळ एकत्र करून बनवलेल्या पदार्थांमध्ये वैयक्तिकरित्या तृणधान्ये आणि कडधान्यांपेक्षा जास्त जैविक मूल्य असते.

दैनंदिन दिनचर्येमध्ये प्रोटीन समाविष्ट करण्यासाठी, सोयाबीनच्या वड्या किंवा तुकडे हा एक अत्यंत उपयुक्त पर्याय आहे.

हिमोडायलिसिसच्या रुग्णांसाठी, आहारात फॉस्फोरस कसे कमी करावे?

कॅल्शियम सोबत फॉस्फोरस हे देखील आपल्या शरीरातील एक खनिज आहे. निरोगी किडनी कॅल्शियम आणि फॉस्फोरस संतुलित करू शकतात, परंतु कमकुवत किडनी तसे करू शकत नाहीत. परिणामी, फॉस्फोरसची पातळी वाढू लागते.

हे फॉस्फोरस सहसा आपण खात असलेल्या अन्नातून येते.

फॉस्फोरसची उच्च पातळी हानिकारक आहे आणि अल्पकालीन तसेच दीर्घकालीन गुंतागुंत होऊ शकते.

अल्प-मुदतीच्या गुंतागुंतीमध्ये खाज येणे आणि दीर्घकालीन गुंतागुंतीमध्ये कमकुवत आणि नाजूक हाडे, रक्तवाहिन्यांचे कॅल्सिफिकेशन (कडक होणे) यांचा समावेश होतो.

त्यामुळे डायलिसिसच्या रुग्णांनी कमी फॉस्फोरसयुक्त आहाराला प्राधान्य देणे योग्य ठरते.

वस्तुस्थिती अशी आहे की प्रोटीन जास्त असलेल्या सर्व पदार्थांमध्ये फॉस्फोरस देखील जास्त असते.

म्हणून, फॉस्फोरसच्या कमी पातळीसह प्रोटीन (विशेषत: उच्च जैविक मूल्याची) काळजीपूर्वक निवडणे आवश्यक आहे.

उच्च जैविक मूल्य आणि कमी फॉस्फेट प्रोटीनचा एक उत्तम प्रकार म्हणजे अंड्याचा पांढरा भाग.

एकाच वेळी उच्च प्रोटीन आणि कमी फॉस्फोरस आहार राखणे आवश्यक असल्यास, इतर कोणते उपाय मदत करू शकतात का?

होय. अशा रुग्णांमध्ये फॉस्फेट-बाइंडर नावाची औषधे अत्यंत फायदेशीर भूमिका बजावतात.

फॉस्फेट-बाइंडर ही अशी औषधे आहेत जी अन्नासोबत घेतली पाहिजेत.

हे बाइंडर अन्नातून सोडलेल्या फॉस्फेटला बांधतात आणि ते आतड्यांद्वारे शोषू देत नाहीत. हा फॉस्फोरस शरीरातून

विष्ठेद्वारे बाहेर टाकला जातो. हे बाइंडर दिवसातून दोन ते तीन वेळा घेणे आवश्यक असते.

काही महत्त्वाच्या गोष्टी -

- ✓ जीवनाच्या चांगल्या गुणवत्तेची गुरुकिल्ली - नियमित डायलिसिस आणि चांगले पोषण.

- ✓ दररोज द्रवपदार्थांचे सेवन मोजावे. नेफ्रॉलॉजिस्टच्या सल्ल्यानुसार काटेकोरपणे ठेवावे.

- ✓ दूध, उकाला, कशाय पेय, सोया दूध, डाळी, ताक, कढी यांसारखे चांगले द्रव प्यावे.

- ✓ मीठ सेवन मर्यादित करावे. स्वयंपाक करताना मीठ मोजावे.

- ✓ पांढरे मीठ वापरावे, जे मुक्त प्रवाहित, शुद्ध, आयोडीनयुक्त फक्त सोडियम क्लोराईड आहे.

- ✓ पर्यायी मीठ वापरू नये.

- ✓ फळे आणि भाज्यांचे रस, सूप, नारळ पाणी, ग्रेव्ही यांचा वापर मर्यादित ठेवून पोटॅशियम नियंत्रणात ठेवावे.

- ✓ प्रोटीन्सचे नुकसान टाळण्यासाठी, कॅलरीजचे सेवन पुरेसे राखले पाहिजे.

- ✓ प्रोटीन्सचे सेवन 1.2 - 1.3 ग्रॅम प्रोटीन प्रति किलोग्राम शरीराच्या वजनासाठी दररोज असावे.

- ✓ शाकाहारी रुग्णांसाठी, चांगल्या दर्जाची प्रोटीन्स दूध, दुग्धजन्य पदार्थ जसे की दही, पनीर, सोयाबीन वडी आणि अन्नधान्य-डाळी यांच्या मिश्रणातून मिळू शकतात.

✓ मांसाहारी रुग्णांसाठी, अंड्याचा पांढरा भाग, बिनाचरबीचे चिकन आणि नारळाचा रस्सा नसलेले तसेच वाफवलेले मासे हे योग्य पदार्थ आहेत.

✓ तज्ज्ञांच्या मदतीने दररोज चालणे, व्यायाम आणि सूर्यनमस्कार यांसारख्या योगासनातून आपली शरीरयष्ठी (फिटनेस) राखावी.

2

पेरिटोनियल (पोटाचे) डायलिसिस मधील आहार

पेरिटोनियल डायलिसिस - डायलिसिसचा दुसरा प्रकार आहे. हे ओटीपोटाद्वारे (पेरिटोनियल पोकळी) केले जाते.

हिमोडायलिसिसमध्ये, कृत्रिम मूत्रपिंड (डायलायझर) च्या मदतीने शरीरातून विषारी पदार्थ काढून टाकले जातात, तर पेरिटोनियल डायलिसिसमध्ये, मानवी शरीराची पेरीटोनियल पोकळी - डायलायझर चे कार्य करते.

पेरीटोनियल डायलिसिस सहसा दररोज केले जाते. म्हणून, शरीर नियमितपणे विषारी पदार्थांपासून स्वच्छ ठेवले जाते. हिमोडायलिसिस आठवड्यातून फक्त तीन वेळा केले जाते. या फरकामुळे, हिमोडायलिसिस आणि पेरीटोनियल डायलिसिस मध्ये आहार वेगळे आहेत.

पेरीटोनियल डायलिसिसमध्ये कोणत्या महत्त्वाच्या पोषक तत्वांचा विचार केला पाहिजे?

पेरीटोनियल डायलिसिसमध्ये, प्रोटीन हे मुख्य पोषक तत्वांपैकी एक आहे ज्यावर लक्ष केंद्रित करणे अत्यंत आवश्यक आहे.

यानंतर, द्रव, मीठ आणि पोटॅशियमकडे लक्ष देणे आवश्यक आहे.

पेरिटोनियल डायलिसिसच्या रूग्णांच्या आहारात, हिमोडायलिसिसच्या तुलनेत, अतिरिक्त कॅलरी आणि प्रोटीन खाणे आवश्यक असते.

पेरीटोनियल डायलिसिसच्या रुग्णांमध्ये - प्रोटीन्सचे सेवन किती असावे?

पेरिटोनियल डायलिसिसमध्ये, प्रोटीन्सचे नुकसान हिमोडायलिसिसपेक्षा जास्त असते.

पेरीटोनियल डायलिसिसवर - दररोज - पाच ते दहा ग्रॅम प्रोटीन नष्ट होतात.

म्हणून, हिमोडायलिसिसच्या तुलनेत जास्त प्रोटीनचे सेवन करण्याची शिफारस केली जाते.

पेरीटोनियल डायलिसिसच्या रुग्णांना दररोज शरीराच्या वजनाच्या प्रति किलोग्रॅम 1.3-1.5 ग्रॅम प्रोटीनचे सेवन करणे आवश्यक आहे; 50-70% उच्च जैविक मूल्य प्रोटीन सह.

हिमोडायलिसिस रुग्णांच्या तुलनेत हे अंदाजे 20% जास्त प्रोटीन आणि सामान्य व्यक्तींच्या तुलनेत 40-50% जास्त आहे.

अशा उच्च प्रोटीनयुक्त आहाराचे सेवन करणे सोपे नाही. त्यामुळे पेरीटोनियल डायलिसिसवर असलेल्या रुग्णांना कुपोषणाचा त्रास होण्याची दाट शक्यता असते.

या उच्च प्रोटीनच्या मागण्या पूर्ण करण्यासाठी, नैसर्गिक आणि कृत्रिम स्त्रोतांकडून प्रोटीनची आवश्यकता पूर्ण करू शकतात.

पेरिटोनियल डायलिसिस रुग्णांना इष्टतम प्रोटीनचे सेवन कसे करता येईल?

मांसाहारी रुग्णांसाठी -

* अंड्याचा पांढरा भाग

* मासे

* चिकन

* **विहित कृत्रिम प्रोटीन सप्लीमेंट (प्रथिने पूरक)**

रुग्ण दिवसातून ६-८ अंड्यांचा पांढरा भाग घेऊ शकतात.

मासे - 3 - 4 लहान तुकडे किंवा चिकन - 4 - 5 लहान तुकडे आठवड्यातून 2 - 3 वेळा घेतले जाऊ शकतात; (नारळाशिवाय).

अंड्याच्या पावडरचे कृत्रिम पूरक घेतले जाऊ शकते - दिवसातून 3 - 4 चमचे.

शाकाहारी आहार घेणाऱ्या रुग्णांसाठी -

* पनीर

* घट्ट दही, चक्का, पाणी काढून टाकलेले दही

* उच्च प्रोटीनची बिस्किटे

* पनीर/छेना - दररोज 100 ग्रॅम.

* घट्ट दही - दररोज 150-200 ग्रॅम.

उच्च प्रोटीन बिस्किटे आणि अशा कृत्रिम पूरक आहारांमध्ये दररोज किमान 10 ते 15 ग्रॅम प्रोटीन्स मिळतात.

पेरीटोनियल डायलिसिसच्या रुग्णांमध्ये द्रव आणि मीठ यांच्याबाबत कोणती खबरदारी घ्यावी?

पेरीटोनियल डायलिसिस दररोज केले जाते, त्यामुळे द्रव जमा होण्याची शक्यता कमी असते.

म्हणून, जोपर्यंत रुग्णामध्ये सूज येणे/श्वास लागणे/रक्तदाब वाढणे किंवा द्रवपदार्थ जमा होण्याची इतर लक्षणे आढळत

नाहीत, तोपर्यंत द्रवपदार्थ आणि क्षारांचे कठोर निर्बंध आवश्यक नाहीत.

सामान्य द्रवपदार्थांच्या स्थितीत, द्रवपदार्थांचे सेवन 2-3 लिटर प्रतिदिन आणि मिठाचे सेवन दररोज 4 ग्रॅम पर्यंत वाढवता येते.

तथापि, द्रव जमा होण्याची चिन्हे असलेल्या रूग्णांमध्ये; द्रवपदार्थ आणि मिठाचे सेवन - द्रव जमा होण्याच्या प्रमाणावर अवलंबून असून, दोन्ही प्रतिबंधित करणे आवश्यक आहे.

पेरीटोनियल डायलिसिसच्या रुग्णांमध्ये पोटॅशियमची भूमिका काय आहे?

साधारणपणे, पेरीटोनियल डायलिसिस दररोज केले जाते.

पोटॅशियम नियमितपणे रक्तातून बाहेर काढले जाते.

म्हणून, रक्तातील पोटॅशियमची पातळी वाढल्याशिवाय आहारातील पोटॅशियमच्या निर्बंधावर जोर दिला जात नाही.

जर एखादी व्यक्ती सी.ए.पी.डी (CAPD) वर असेल आणि तिला मधुमेह असेल तर त्या रूग्णांना कोणत्या आहारविषयक सूचनांचे पालन करावे लागेल?

जर एखाद्याला मधुमेह असेल तर रक्तातील साखरेच्या मूल्यांचा मागोवा घेणे आवश्यक आहे.

डायलिसिस एक्सचेंज फ्लुइडमध्ये भरपूर डेक्सट्रोज (साखर) असते, जी रक्तामध्ये सहज शोषली जाते आणि रक्तातील साखर वाढवू शकते.

रक्तातील साखरेचे प्रमाण अनियंत्रित असल्यास गूळ, मिठाई इत्यादी पदार्थांमध्ये टेबल शुगर (साखर) आणि शर्करायुक्त पदार्थ टाळणे अत्यंत आवश्यक आहे.

रक्तातील साखर नियंत्रणात असली तरीही साखरयुक्त पदार्थांपासून दूर राहणे चांगले.

रुग्णाला घराबाहेर हॉटेलचे जेवण घ्यावे लागते तेव्हा आहारासंबंधी कोणती खबरदारी घ्यावी?

आपण घेऊ शकता -

* ताजे सूप (मर्यादित प्रमाणात - 100-150 मिली)

* इडली, डोसा, उत्तपम, अप्पम

* अंडा ऑम्लेट, टोमॅटो ऑम्लेट, उकडलेले अंडे, अंडा सँडविच, चीज सँडविच

* अंडी / पनीर / मासे / चिकन आधारित (उकडलेले किंवा बार्बेक्यू किंवा तंदूरी)

* अंडी / पनीर आधारित भाज्या जसे की पनीर भाजी / अंडा भुर्जी

* पराठा / नान / रोटी / पोळी / फुलका

* अंडी / पनीर / चिकन बिर्याणी / पुलाव

* साधा सोडा / साधे ताक / साधी लस्सी (पाण्याऐवजी)

* मिल्क केक, व्हॅनिला आइस्क्रीम, रसगुल्ला, शाही तुकडा, रबरी इ.

हे घेऊ नका -

* तयार सूप / प्रिमिक्स सूप

* प्रिमिक्स्ड इन्स्टंट ग्रेव्ही / रेडीमेड ग्रेव्ही

* अल्कोहोलयुक्त पेये

* मॉकटेल

* शीत पेये

* चटण्या, सॉस, जॅम आणि जेली

* इन्स्टंट नूडल्स / इन्स्टंट भेळ इत्यादी पॅक केलेले अन्न.

* जास्त सॉस/ग्रेव्ही असलेले पदार्थ (अतिरिक्त मॅरीनेट केलेले मांसाहारी तुकडे)

3
किडनी स्टोन्स मधील आहार

किडनी स्टोन - नावाप्रमाणेच हे खडे किडनीमध्ये तयार होतात. ते सामान्यतः तेव्हाच तयार होतात जेव्हा शरीरात जास्त टाकाऊ पदार्थ असतात आणि ते बाहेर काढण्यासाठी शरीरात पुरेसे पाणी उपलब्ध नसते.

असा अंदाज आहे की एखाद्या व्यक्तीच्या शरीरात एकदा स्टोन विकसित झाला की पुढील ५ वर्षांमध्ये तो पुन्हा विकसित होण्याची ५०% शक्यता असते.

किडनी स्टोन निर्माण होण्याची सर्वात सामान्य कारणे आहेत:

* खूप कमी पाणी पिणे.

* व्यायाम करणे (कोणत्याही प्रकारचा), परंतु पुरेसे पाणी न पिणे.

* लठ्ठपणा (अति वजन)

* जास्त मीठ आणि अति साखर असलेले पदार्थ खाणे.

किडनी स्टोनची कारणे आहाराशी संबंधित असल्याने, स्टोन होण्याचा धोका कमी करू शकेल असा आहार घेणे आवश्यक आहे.

किडनी स्टोनसाठी कोणत्या प्रकारचा आहार घेतला पाहिजे?

हायड्रेशन (पाणी सेवन) थेरपी ही किडनी स्टोनच्या प्रतिबंधात तसेच उपचारात महत्त्वाची भूमिका बजावते. हायड्रेशन सोबत,

इतर अनेक पोषक तत्वे आहेत ज्यांना लक्षात घेणे आवश्यक आहे.

हायड्रेशन थेरपीमध्ये काय समाविष्ट आहे?

हायड्रेशन थेरपीमध्ये सामान्यतः सर्व द्रव जसे पाणी आणि ताजे द्रव यांचा समावेश असतो, जसे की -

* दूध
* ताक
* सूप
* लिंबू पाणी
* नारळ पाणी
* फळांचे रस

पॅकबंद द्रवपदार्थ जसे की पॅक केलेले फळांचे रस किंवा सूप आणि इतर पेये विशेषतः प्रिमिक्स (पावडर, पॅक केलेले, खाण्यासाठी तयार मिश्रण) यांना परावृत्त केले पाहिजे. ग्रेव्हीजचे पॅक केलेले प्रिमिक्स आणि झटपट खाद्यपदार्थ टाळावेत. हे लक्षात घेणे महत्त्वाचे आहे की जास्त प्रमाणात मीठ किंवा साखर असलेले द्रव आणि कार्बोनेटेड पेये जसे की कोला, आइस्ड टी, फ्लेवर्ड ड्रिंक्स इत्यादींचे देखील सेवन करू नये.

किडनी स्टोनचे प्रकार कोणते आहेत?

किडनी स्टोन प्रामुख्याने ४ प्रकारचे असतात -

* कॅल्शियम ऑक्सलेट स्टोन
* युरिक ॲसिड स्टोन

* स्ट्रुव्हाइट स्टोन
* सिस्टिन स्टोन

या प्रकारांमध्ये, कॅल्शियम ऑक्सलेट स्टोन सर्वात सामान्य आहेत ज्यानंतर युरिक ऍसिड स्टोन आहेत. स्ट्रुव्हाइट आणि सिस्टीन स्टोन क्वचितच आढळतात. स्टोनचा प्रकार तेव्हाच ओळखता येतो जेव्हा शरीरातून एकदा बाहेर पडल्यानंतर हे स्टोन रासायनिक विश्लेषणासाठी प्रयोगशाळेत पाठवले जातात. बहुतेक आहार योजना स्टोनच्या प्रकारानुसार निर्धारित केल्या जातात. तथापि, जर स्टोनचा प्रकार ओळखणे शक्य नसेल तर, हायड्रेशन थेरपी, मीठ आणि साखर कमी करणे हा मुख्य दृष्टीकोन आहे.

कॅल्शियम ऑक्सलेटचे स्टोन असल्यास कोणत्या प्रकारचा आहार पाळला पाहिजे?

येथे, कॅल्शियम दोषी नाही. याउलट, कमी प्रमाणात कॅल्शियम असलेल्या आहारात कॅल्शियम ऑक्सलेट स्टोन होण्याची शक्यता वाढते. याचे कारण असे आहे की ऑक्सलेट, जे आहारातून मिळते, त्याला आतड्यांमध्ये बांधण्यासाठी पुरेसे कॅल्शियम नसते, म्हणून, ते किडनीत पोहोचते, जेथ ते जमा होते.

कॅल्शियम ऑक्सलेट स्टोनचे व्यवस्थापन करण्यासाठी सर्वात महत्त्वाचे मार्गदर्शक तत्व म्हणजे **मीठ आणि ऑक्सलेटचे सेवन कमी करणे.** कारण अतिरिक्त मीठ तुमच्या शरीराला लघवीतून जास्त कॅल्शियम बाहेर काढण्यास भाग पाडते. दुसरी मार्गदर्शक तत्वे म्हणजे ऑक्सलेट समृद्ध पदार्थांचे सेवन कमी करणे. काही ऑक्सलेट समृध्द अन्न खालीलप्रमाणे आहेत -

* पालक, बीट, सेलेरी, बीन्स, भेंडी, सिमला मिरची, टोमॅटो, रताळी यांसारख्या भाज्या

* चहा, कॉफी, कोको यासारखी पेये

* द्राक्षे, बेदाणे, अंजीर, जांभूळ आणि बोर, बेरी यांसारखी फळे ज्यात स्ट्रॉबेरी, ब्लॅकबेरी, रास्पबेरी आणि आवळा.

* ड्राई फ्रूट्स काजू, बदाम, ईतर आणि चॉकलेट

जर तुम्हाला युरिक ॲसिड स्टोन असतील तर कोणता आहार पाळावा?

लाल मांस, ऑर्गन मीट, अल्कोहोलयुक्त पेये, प्रक्रिया केलेल्या मांसावर आधारित पाककृती इत्यादी जास्त प्रमाणात घेतल्याने युरिक ॲसिडचे स्टोन तयार होतात. म्हणूनच, जर तुम्हाला युरिक ॲसिड स्टोन असतील तर शाकाहारी (ताजी फळे, भाज्या, डाळी, कडधान्ये, संपूर्ण तृणधान्ये, दूध आणि दुग्धजन्य पदार्थांसह) आहाराचे पालन करणे आवश्यक आहे. याव्यतिरिक्त, मीठ आणि साखरेचे सेवन कमी करणे महत्त्वाचे आहे.

किडनी स्टोन टाळण्यासाठी सामान्य सूचना काय आहेत?

✓ ३-४ लिटरपर्यंत किंवा तुमच्या डॉक्टरांनी सांगितल्यानुसार पाण्याचे सेवन (हायड्रेशन) ठेवावे.

✓ फक्त ताज्या द्रवांसह हायड्रेशनला प्राधान्य द्यावे. पॅक केलेले द्रव टाळावेत.

✓ जास्त प्रमाणात मिठाचे सेवन टाळावे.

✓ निरोगी वजन राखावे.

✓ नियमित व्यायामाला प्राधान्य द्यावे परंतु व्यायाम करताना हायड्रेशनची पातळी चांगली ठेवावी (प्रति सत्र ५००-१००० मिली)

✓ आपल्या डॉक्टरांच्या प्रिस्क्रिप्शनशिवाय कोणतेही व्हिटॅमिन सप्लिमेंटेशन टाळावे.

टीप - वरील चर्चा किडनी स्टोन रोगातील आहाराबद्दल आहे, किडनी निकामी न होता. एखाद्याची किडनी निकामी झाल्यास, पदार्थांची निवड गुंतागुंतीची होते. कोणताही आहार घेण्यापूर्वी आपल्या डॉक्टरांचा आणि आपल्या पोषणतज्ञांचा सल्ला घ्यावा.

4

किडनी ट्रान्सप्लान्ट (प्रत्यारोपण) नंतरचा आहार

प्रत्यारोपणाच्या दुसऱ्या किंवा तिसऱ्या दिवसापासून घन पदार्थ असलेला आहार सुरू केला जातो.

प्रारंभिक आहार पूर्णपणे प्रत्यारोपित किडनीच्या कार्यावर अवलंबून असतो.

किडनी प्रत्यारोपणानंतर पहिल्या ४-६ आठवड्यांत शरीराच्या पोषणसंबंधी मागण्या वेगळ्या असतात.

या सुरुवातीच्या टप्प्यानंतर, पोषण गरजा भिन्न असतात.

डायलिसिसच्या आहारापासून प्रत्यारोपणाच्या आहारापर्यंत आवश्यक बदल करण्यासाठी, प्रत्यारोपणानंतर किडनी आहारतज्ञांच्या मदतीने आहाराचे नियोजन करणे अत्यंत आवश्यक आहे.

किडनी प्रत्यारोपणानंतर पहिल्या ६ आठवड्यांसाठी आहार योजना -

प्रोटीन -

या अवस्थेत, शरीराला चांगले बरे होण्यासाठी जास्त प्रोटीन (१.२ ग्राम प्रति किलो शरीराचे वजन) तसेच कॅलरीजची आवश्यकता असते. उच्च प्रोटीनयुक्त आहारासाठी -

★ प्रथम श्रेणीतील प्रोटीन जसे की अंड्याचा पांढरा भाग, दूध आणि दुग्धजन्य पदार्थांना प्राधान्य दिले पाहिजे कारण त्यांचा वापर शरीराद्वारे अधिक चांगल्या प्रकारे केला जाऊ शकतो.

★ इतर मांसाहारी पदार्थ जसे की चिकन घेता येते.

★ काही रुग्णांमध्ये माशांची ॲलर्जी असल्याचे सिद्ध झाले आहे.

★ विशेषत: जेव्हा किडनी-प्रत्यारोपणाचे रुग्ण इम्युनोसप्रेसंट्स सारख्या औषधांवर असतात, तेव्हा त्यांना अशा पदार्थांपासून दूर राहावे लागते ज्याची त्यांना ॲलर्जी असते, मासे हे त्यापैकी एक आणि समुद्री खाद्य पदार्थ दुसरे.

द्रव -

आपली नवीन किडनी प्रत्यारोपणानंतर चांगले कार्य करू लागल्यावर, लघवीचे उत्पादन चांगले होते म्हणून द्रवपदार्थ प्रतिबंधित करण्याची आवश्यकता नसते.

याउलट, शरीर चांगले हायड्रेटेड ठेवण्यासाठी अधिक द्रवपदार्थांची आवश्यकता असते.

प्रत्यारोपणानंतर प्रत्येक रुग्णाला त्यांचे नेफ्रॉलॉजिस्ट आवश्यक असलेल्या द्रवपदार्थाच्या प्रमाणाबद्दल समजवतात.

सामान्यतः 24-तासातील पाण्याचे सेवन आणि होणारी लघवी मोजली जाते आणि सकारात्मक संतुलन राखणे आवश्यक असते.

सुरुवातीला, प्रत्येक तासाला लघवी मोजली जाते. या लघवीचा रंग फिकट पिवळा किंवा पाण्यासारखा असावा.

किडनी चांगली हायड्रेटेड, फ्लश आणि कार्य करत असल्याची खात्री करणे आवश्यक आहे.

मीठ -

आपल्या शरीराच्या मागणीनुसार मिठाचे सेवन केले पाहिजे.

हे आपल्या नेफ्रॉलॉजिस्टद्वारे ठरवले जाते आणि आपल्या किडनी डाएटीशियन आपल्याला आपल्या आहारात ती मात्रा कशी ठेवावी हे शिकवू शकतात जेणेकरून ते आपल्यासाठी सोयीस्कर होईल.

पोटॅशियम -

सहसा आपल्याला आहारात पोटॅशियमचे प्रमाण मर्यादित ठेवण्याची आवश्यकता नसते.

पोटॅशियमचे प्रमाण मुख्यतः आपण घेत असलेल्या औषधांवर आणि आपल्या रक्तातील पोटॅशियमच्या पातळीवर अवलंबून असते.

रक्तात पोटॅशियमचे प्रमाण वाढल्यास, आपल्याला १-२ आठवडे कमी पोटॅशियम आहार घेण्यास सांगितले जाऊ शकते.

बाहेरचे अन्न आणि पाणी (किमान पहिल्या वर्षासाठी) खाण्यापासून कटाक्षाने टाळावे.

पहिले ६ महिने कच्चे अन्न खाणे टाळावे; उदाहरणार्थ, सॅलड, फळे, इत्यादी, त्याऐवजी त्यांना वाफवलेल्या स्वरूपात वापरावे कारण यामुळे अन्न संसर्गाची शक्यता कमी होते.

आपल्या औषधांमुळे, आपल्याला वारंवार भूक लागु शकते; म्हणून, नियमित अंतराने लहान जेवण घ्यावे. अशा वेळी "मिनी

स्नैक्स" - भाजलेले चणे, भाजलेले ज्वारीचे पॉपकॉर्न, उकडलेले कॉर्न, भाजलेला पोह्याचा चिवडा, भाजलेले मखाणे, वाफवलेले पनीर, उकडलेले अंड्याचे पांढरे, इ. घेता येते.

पांढरी साखर, साधी साखर कमीत कमी प्रमाणात ठेवावी आणि जर आपल्याला मधुमेह असेल तर पूर्णपणे टाळावी.

प्रत्यारोपणानंतर पहिल्या ६ आठवड्यांनंतर १ वर्षापर्यंत आहाराच्या सूचना -

पहिल्या 6 आठवड्यांनंतर, आपल्या उपचारांवर अवलंबून, आपल्या आहारातील प्रोटीनची पातळी मर्यादित ठेवावी लागेल.

६ - ८ आठवड्यांनंतर, आपण सामान्य प्रोटीन घेऊ शकता - १ ग्राम प्रति किलो शरीराचे वजन च्या हिशोबाने.

जर आपले वजन अति वेगाने वाढत असेल, तर आपल्या कॅलरीजचे प्रमाण शरीराच्या वजनानुसार समायोजित करावे लागेल.

प्रत्यारोपणानंतर आपल्याला सामान्य बॉडी मास इंडेक्स (बी. एम.आई.) राखणे आवश्यक आहे आणि म्हणूनच आपले वजन खूप वाढले असल्यास, कॅलरीजचे सेवन कमी करणे आवश्यक असते.

अति वजन वाढू नये म्हणून, आपल्या डॉक्टरांनी सांगितल्याप्रमाणे व्यायाम करणे आवश्यक असते.

उच्च फायबरयुक्त आहार तृप्तता (संपूर्णतेची भावना) प्रदान करण्यास मदत करतो व जास्त कॅलरीज देत नाही आणि रक्तातील साखरेची पातळी कमी राखण्यास मदत करतो.

म्हणून, ताजी फळे, भाज्या, भाजलेले संपूर्ण धान्य, संपूर्ण कडधान्ये इत्यादी फायबरयुक्त पदार्थ घेतले पाहिजेत.

वजन नियंत्रणात ठेवल्याने भविष्यातील प्रोटीन्युरिया (लघवीत प्रथिने गळती), मधुमेह किंवा उच्च रक्तदाब यापासून बचाव होण्यास मदत होते.

किडनी प्रत्यारोपणाच्या 1 वर्षानंतर आहाराच्या सूचना -

पहिले वर्ष पूर्ण झाल्यानंतर आहार हा सहसा अनिर्बंध असतो.

परंतु कधीकधी आपल्याला काही प्रत्यारोपणाच्या औषधांच्या पौष्टिक दुष्परिणामांबद्दल सावधगिरी बाळगावी लागते, ज्यात वजन वाढणे, रक्तातील उच्च साखर, उच्च कोलेस्टेरॉल यांचा समावेश असतो. दुष्परिणामांवर अवलंबून, आपल्याला त्यानुसार आहारातील निर्बंध पाळण्यास सांगितले जाते.

आपली प्रोफाइल पूर्णपणे निरोगी असल्यास, आपल्याला फक्त दोन गोष्टींची काळजी घेणे आवश्यक आहे: स्वच्छ अन्न आणि पाणी, नियमित व्यायाम.

5

नेफ्रॉटिक सिंड्रोम - एक प्रोटीन गमावणारी समस्या - मधील आहार

नेफ्रॉटिक सिंड्रोम ही एक अशी स्थिती आहे ज्यामध्ये किडनीच्या नेफ्रॉन्सला नुकसान होते, ज्यामुळे मूत्रात प्रोटीन गळती होते.

सामान्य परिस्थितीत, किडनीतून प्रोटीन बाहेर पडत नाही; तथापि, जेव्हा आपल्या किडनीमध्ये असलेले हे छोटे फिल्टर खराब होतात (अनेक कारणांमुळे), तेव्हा प्रोटीनची गळती होऊ शकते.

यामुळे पाय, चेहऱ्यावर किंवा डोळ्याभोवती अनेकदा सूज येऊ शकते.

प्रोटीन गळतीसह, रुग्णांना कधी कधी उच्च रक्तदाब किंवा उच्च कोलेस्टेरॉल आणि ट्रायग्लिसराइडचा देखील सामना करावा लागतो.

म्हणून, नेफ्रॉटिक सिंड्रोमसाठी आहाराची मुख्य उद्दिष्ट आहेत -

* सूज कमी करणे.

* कोलेस्टेरॉल सारख्या रक्तातील लिपिडचे सामान्य लक्ष्य साध्य करणे.

* उच्च रक्तदाब असलेल्या रुग्णांमध्ये सामान्य रक्तदाब लक्ष्य गाठणे.

नेफ्रॉटिक सिंड्रोमसाठी आहार सूचना -

नेफ्रोटिक सिंड्रोमसाठी, आहार व्यवस्थापनामध्ये ताज्या भाज्या, फळे, तृणधान्ये, दूध आणि दुग्धजन्य पदार्थ, सोया यांचा समावेश असलेला शाकाहारी आहार फायदेशीर ठरू शकतो.

यासह नेफ्रॉटिक सिंड्रोमशी संबंधित सर्व पोषक तत्वांचे संपूर्ण तपशील सूचीबद्ध केले आहेत:

प्रोटीन -

नेफ्रॉटिक सिंड्रोम असलेल्या रूग्णांना मध्यम प्रोटीनयुक्त आहार (0.7 - 1.0 ग्राम प्रति किलोग्राम शरीराचे वजन) ५०% उच्च जैविक मूल्यांसह **प्रोटीन** आवश्यक असतात.

तथापि, **प्रोटीनचे** सेवन कमी करणे किंवा वाढवणे योग्य नाही.

हे लक्ष्य साध्य करण्यासाठी, खाली दिलेल्या यादीतील कोणत्याही 2-3 पदार्थांपैकी एकूण **प्रोटीन** मर्यादित ठेवल्या पाहिजे -

* दूध: दररोज १५० - २५० मिली

* दही: ५० ग्रॅम किंवा पनीर: दररोज ४-५ छोटे तुकडे

* डाळी: १- १.५ मध्यम वाटी किंवा कडधान्य: १ लहान वाटी प्रतिदिन

* मासे/चिकन: २-३ लहान तुकडे (आठवड्यातून एकदा, नारळाशिवाय आणि भाजलेले/वाफवलेले/ग्रील्ड स्वरूपात - तेलाचे प्रमाण कमी करण्यासाठी)

* सोयाबीन वडी: दररोज २०-३० ग्रॅम

द्रव आणि मीठ:

सूज असल्यास, द्रव आणि मीठ सेवन कमी करणे महत्त्वाचे आहे.

सूज कमी करण्यासाठी तसेच उच्च रक्तदाबावर नियंत्रणासाठी कमी मिठाचा आहार फायदेशीर ठरतो. मिठाचे पर्याय पूर्णपणे टाळावेत.

पोटॅशियम -

आपल्या रक्तातील पोटॅशियमची पातळी वाढल्यासच कमी पोटॅशियम आहार आवश्यक आहे. काही औषधांच्या दुष्परिणामांमुळे ते वाढू शकते. म्हणून सीरम पोटॅशियमचे नियमित निरीक्षण करणे आवश्यक आहे.

फॅट्स -

नेफ्रॉटिक सिंड्रोममध्ये प्रतिबंधित फॅट्सयुक्त आहार (< ३०% एकूण कॅलरीज, लो सॅचुरेटेड फॅट्स और उच्च मोनोअनसैचुरेटेड आणि पॉलीअनसेचुरेटेड फॅट्स) घेतले पाहिजेत. सोया प्रोटीनसह, वनस्पती आधारित शाकाहारी आहार, रुग्णांना त्यांचे कोलेस्टेरॉल कमी करण्यासाठी उपयुक्त असल्याचे आढळले आहे.

6

क्रॉनिक किडनी डिसीज (सीकेडी) मध्ये कीटोएनलॉग्स चा उपयोग

या पुस्तकात आधी चर्चा केल्याप्रमाणे, क्रॉनिक किडनी डिसीज (CKD) मध्ये आहाराची मुख्य भूमिका आहे -

* रोगाची प्रगती मंद, कमी करणे.

* रिनल रिप्लेसमेंट थेरपी (उदा. प्रत्यारोपण किंवा डायलिसिस) सुरू होण्यास विलंब करणे.

हे कार्य साध्य करण्यासाठी जगभरात प्रयत्न केले जात आहेत आणि असाच एक प्रयत्न म्हणजे कीटोएनलॉग्सचा वापर.

कीटोएनलॉग्स म्हणजे काय?

कीटोएनलॉग्स नावाच्या औषधाच्या गोळ्या आहेत, ज्या तुमच्या नेफ्रॉलॉजिस्टद्वारे लिहून दिल्या जाऊ शकतात.

कीटोएनलॉग्स, या गोळ्यांमध्ये अत्यावश्यक अमीनो ॲसिड (प्रोटीनचे सर्वात लहान युनिट) असतात परंतु त्याचे नायट्रोजनचे प्रमाण कमी असते; त्यामुळे सी के डी मध्ये त्यांची महत्त्वाची भूमिका असल्याचे मानले जाते.

थोडक्यात, किडनीच्या आजाराच्या दृष्टिकोनातून; या गोळ्यांमध्ये सर्व चांगले गुण समाविष्ट आहेत आणि प्रोटीनचे सर्व वाईट गुण वगळले आहेत.

चांगल्या गुणांमध्ये पोषण स्थिती राखण्यात मदत तर वाईट गुणांमध्ये नायट्रोजनची वाढ करणे - हे समाविष्ट आहे.

या गोळ्यांमुळे नायट्रोजनयुक्त कचरा उत्पादने जमा होत नाहीत.

सी के डी आहारामध्ये कीटोएनलॉग्सची भूमिका काय आहे?

कीटोएनलॉग्स नायट्रोजनयुक्त टाकाऊ पदार्थांचा जमाव कमी करून आणि त्यामुळे किडनीच्या आजाराच्या प्रगतीस विलंब करण्यास मदत करतात. थोडक्यात, डायलिसिस किंवा प्रत्यारोपणाची गरज उशीराने होण्यास मदत होऊ शकते.

या कीटोएनलॉग्सला कार्य करण्यासाठी, रुग्णांना कमी प्रोटीन किंवा खूप कमी प्रोटीनयुक्त आहार (शरीराचे वजन ० .२ -० .३ ग्राम / किलो) पाळणे आवश्यक आहे.

तुम्ही कीटोएनलॉग्स घेत असाल तर तुम्हाला आहारात कोणते बदल करावे लागतील?

कमी प्रोटीन किंवा खूप कमी प्रोटीनयुक्त आहार सुरू करण्यापूर्वी किडनी आहारतज्ञांची मदत घेणे आवश्यक आहे, कारण यामुळे कुपोषण, संसर्गाची संवेदनाक्षमता इत्यादीसारखे धोकादायक दुष्परिणाम होऊ शकतात.

इतर रुग्ण जे कीटोएनलॉग्स औषधे घेत नाहीत त्यांना खूप कमी प्रोटीन आहाराचे पालन केल्याने कोणतेही आरोग्य लाभ होत नाहीत.

यामुळे कुपोषण, संसर्गाची अतिसंवेदनशीलता आणि भविष्यात वाईट परिणाम यासारखे धोकादायक दुष्परिणाम होऊ

शकतात. त्यांना गंभीर कुपोषण आणि त्याचे कॉम्प्लिकेशन्स (गुंतागुंत) होऊ शकतात.

ठराविक कमी प्रोटीन किंवा अतिशय कमी प्रोटीन आहारामध्ये तांदूळ, साबुदाणा, मुळे आणि कंद, भाज्या आणि फळे यांसारख्या किमान प्रोटीन असलेल्या पदार्थांची गरज असते. खूपच काळजीपूर्वक प्रोटीन्सची निवड केली जाते. या आहारामध्ये दूध आणि दुग्धजन्य पदार्थ, डाळी, कडधान्ये, अंडी, मासे, चिकन इत्यादींचा अत्यंत कमी प्रमाणात वापर होतो. गरज भासल्यास या खाद्यपदार्थांना आहारातून पूर्णपणे वर्जित केले जाते.

मग कीटोएनलॉग्स वर दीर्घकाळ कसे राहता येते?

कीटोएनलॉग्सवर जास्त काळ टिकून राहण्यासाठी पुरेशा कॅलरीज पुरवणे महत्त्वाचे आहे. जर पुरेशा कॅलरीज पुरवल्या जाऊ शकत नसतील किंवा रुग्णाला या कमी प्रोटीन्सच्या सेवनाने इष्टतम कॅलरीज राखता येत नसतील, तर ही थेरपी अपेक्षित परिणाम देऊ शकत नाही.

म्हणून; रुग्णाची प्रेरणा, समवयस्कांचा पाठिंबा, नेफ्रॉलॉजिस्टचा नियमित पाठपुरावा आणि नियमित आहारविषयक समुपदेशन दीर्घ कालावधीसाठी कीटोएनलॉग्सवर टिकून राहण्यासाठी आवश्यक आहेत.

सी के डी मध्ये कीटोएनलॉग्सचे फायदे आणि तोटे काय आहेत?

फायदे -

✳ नायट्रोजनयुक्त कचरा उत्पादनांचे संचय कमी करण्यात मदत होऊ शकते.

✱ डायलिसिस किंवा प्रत्यारोपण सुरू होण्यास उशीर होण्यास मदत होऊ शकते.

तोटे -

✱ कमी प्रोटीन किंवा खूप कमी प्रोटीनयुक्त आहारामुळे वजन कमी होऊ शकते. कुपोषण, संक्रमणाची वाढती संवेदनशीलता आणि भविष्यात वाईट परिणाम होऊ शकतात.

✱ कीटोएनलॉग्स महाग असतात.

✱ ते मोठ्या प्रमाणात सेवन करणे आवश्यक आहे; त्यामुळे, गोळ्यांचा भार दररोज जास्त असतो.

उदाहरणार्थ - सरासरी 70 किलो वजनाच्या पुरुषाला दररोज कीटोएनलॉग्सच्या ७ -१० गोळ्या घ्याव्या लागतात, यामुळे गोळ्यांचा मोठा भार वाढतो.

7

किडनी रोगांमध्ये उपयुक्त आणि चविष्ट पाककृती

या पाककृती खालील विकार असलेल्या रुग्णांसाठी योग्य आहेत:

* किडनी स्टोन्स (मूतखडे)

* नेफ्रॉटिक सिंड्रोम

* क्रॉनिक किडनी डिसीज

* हिमोडायलिसिस आणि पेरिटोनियल डायलिसिस

* किडनी प्रत्यारोपण

लक्षात ठेवावे -

* निवड, संयम आणि बंधन.

* भाजीपाला, तृणधान्ये आणि कडधान्ये शिजवण्यापूर्वी लीचिंग करणे.

नाश्ता किंवा स्नॅक्ससाठी पाककृती

1. कांदे पोहे

२. मिक्स व्हेजिटेबल पोहे (इंदौर स्टाइल पोहे)

3. हिरवे वाटाणे घालून पोहे

4. उपमा - तांदळाचे पीठ, रवा, शेवया किंवा भगर यांचा

5. इडली - रवा, भगर, साबुदाणा किंवा उडीद डाळ आणि तांदूळ यांची

6. उत्तपम - कांदा, शिमला मिरची, टोमॅटो घालून

7. अप्पम - तांदळाचे

8. घावणे (मालवणी)

९. अप्पे - इडली पिठ, रवा, सोजी किंवा दलिया, भाज्या मिसळून बनवलेले

10. साधा डोसा - बटाट्याची भाजी आणि चटणीशिवाय

11. तांदळाचे नूडल्स किंवा त्यांचा उपमा, इडियप्पम

12. तांदळाच्या पिठाचे कटलेट

13. पांढऱ्या ब्रेड घालून तयार केलेले सोया कटलेट

14. तांदूळ लापशी, कांजी किंवा तांदळाची खीर

15. पोंगल, गोड किंवा खारट

16. साबुदाणा आणि भगर धिरडी

17. मूगडाळ धिरडी

18. बेसन (हरबऱ्याचे पीठ) आणि तांदळाच्या पिठाची धिरडी

19. तांदळाचा ढोकळा, खमण ढोकळा - सोडा किंवा इनो न घालता

20. भाज्या घालून सँडविच

21. पोह्यांचा चिवडा

22. दही पोहे

23. दडपे पोहे (कोकणी शैली, नारळ किंवा नारळ पाणी न वापरता)

24. ऑम्लेट - अंडी

25. कुरकुरीत फुलकोबी - कोबी आणि फ्लॉवर

26. भरलेली शिमला मिरची, बटाट्याशिवाय

27. सोया सॅलड

28. सोयाबीन वड्यांची धिरडी

29. थालीपीठ (तांदळाचे पीठ, बेसन, शिंगाड्याचे पीठ)

30. तांदळाच्या पिठाची भाकरी

काही नवीन, चविष्ट पदार्थ

व्हेजिटेबल-रवा धिरडी

साहित्य -

* रवा १ कप (४५ - ५० ग्रॅम)

* बारीक चिरलेला कांदा: १/२ छोटा कप

* बारीक चिरलेले गाजर: १/४ छोटा कप

* बारीक चिरलेली सिमला मिरची: १/४ छोटा कप

* बारीक चिरलेली कोथिंबीर: वरून घालण्यासाठी

* दही: १ -२ टीस्पून

* आले आणि हिरवी मिरची पेस्ट: १/४ टीस्पून

* मीठ: आहार तज्ज्ञांच्या सल्ल्यानुसार

* मिरपूड पावडर: १/४ टीस्पून

कृती -

* एका खोलगट भांड्यात रवा घ्यावा आणि त्यात दही आणि १ छोटा कप पाणी घालावे.

* सर्व भाज्या आणि मसाले घालून चांगले मिसळावे. 15-30 मिनिटे झाकून ठेवावे.

* आवश्यक असल्यास आणखी थोडे पाणी घालून जरा घट्टसर पीठ तयार करावे.

* आता नॉन-स्टिक तव्यावर लहान गोलाकार धिरडी घालावीत.

* प्रत्येक धिरड्यासाठी १/२ टीस्पून तेल वापरावे आणि दोन्ही बाजूंनी सोनेरी तपकिरी होईपर्यंत भाजून घ्यावीत.

* पुदिन्याच्या चटणीबरोबर गरमागरम वाढावीत.

वरील साहित्यात होतात - २-३ धिरडी

पौष्टिक मूल्य -

कार्बोहायड्रेट: ४३.४ ग्रॅम

प्रोटीन: ६.१ ग्रॅम

फॅट्स: १०.८ ग्रॅम

कॅलरीज: २९६.९ किलो कॅलरीज

सोडियम: २१.८ मिली ग्रॅम

पोटॅशियम: १०८.१ मिली ग्रॅम

कॅल्शियम: ५१.७ मिली ग्रॅम

फॉस्फोरस: १८४.८ मिली ग्रॅम

ज्वारी आणि रवा उपमा

साहित्य -

* ज्वारी: १ कप (३० - ४० ग्रॅम)

* रवा: १/२ कप (२० ग्रॅम)

* कांदा, चिरलेला: १ छोटा कप

* मटार, उकडलेले: १/२ लहान कप

* गाजर, चिरलेले आणि उकडलेले: १/२ लहान कप

* मीठ: आहार तज्ज्ञांच्या सल्ल्यानुसार

* हिंग: एक चिमूटभर

* कढीपत्ता: ३ -४

* उडीद डाळ: १ टीस्पून

* मोहरी: १/२ टीस्पून

* जीरे: १/२ टीस्पून

* तेल: २ टीस्पून

* लिंबू/दही: चवीसाठी ऐच्छिक

कृती -

* ज्वारी रात्रभर भिजत ठेवावी आणि सकाळी प्रेशर कुकरमध्ये उकडावी.

* आता एका कढईत तेल, मोहरी आणि जिरे टाकावे, मोहरी तडतडू द्यावी.

* आता त्यात हिंग, उडीद डाळ आणि कढीपत्ता घालावा. १ मिनिट परतावे आणि नंतर कांदा घालावा.

* ३ -४ मिनिटे, कांदा तपकिरी होईपर्यंत परतावा आणि नंतर उकडलेले मटार आणि गाजर घालावे.

* आता रवा घालून परतावे. तसेच शिजलेली ज्वारी दीड कप पाणी आणि मीठ घालून मिसळावी.

* उपमा मऊ होईपर्यंत चांगले मिसळावे.

* चव वाढवण्यासाठी लिंबाचे काही थेंब किंवा १ टीस्पून दही घालावे

* चांगले मिसळावे आणि गरमागरम वाढावे.

   वरील साहित्यात होतो : २ प्लेट उपमा

पौष्टिक मूल्य:

कार्बोहायड्रेट: ४७ ग्रॅम

प्रोटीन: ६.८ ग्रॅम

फॅट्स: १०.७ ग्रॅम

कॅलरीज: ३१३.४ किलो कॅलरीज

सोडियम: १६.१ मिली ग्रॅम

पोटॅशियम: १२१.३ मिली ग्रॅम

कॅल्शियम: ४१.२ मिली ग्रॅम

फॉस्फोरस: २२४.५ मिली ग्रॅम

पनीर आणि मिक्स्ड व्हेजिटेबल मोमोज:

साहित्य -

* गव्हाचे पीठ (चाळून घ्यावे) किंवा मैदा: दीड कप

* कांदा, बारीक चिरलेला: १ कप

* कोबी, बारीक चिरलेली: १/२ कप

* शिमला मिरची, बारीक चिरलेली: १/२ कप

* टोमॅटो, बारीक चिरलेला: १/२ कप

* पनीर, किसलेले: २-३ टीस्पून

* मीठ: आहार तज्ज्ञांच्या सल्ल्यानुसार

* पास्ता मसाला: १/४ टीस्पून

* मिक्स्ड हर्ब्स (मिश्रित वनस्पती) आणि ओरेगॅनो: १/४ टीस्पून

* लाल मिरची फ्लेक्स: चिमूटभर

* तेल: २ टीस्पून

कृती -

* १ टीस्पून तेल (गहू किंवा मैदा पीठ) वापरून मऊ कणिक मळून घ्यावी आणि बाजूला ठेवावी. पिठात मीठ घालणे टाळावे.

* कढईत तेल घेऊन चिरलेला कांदा तपकिरी होईपर्यंत परतावा.

* कोबी, सिमला मिरची आणि टोमॅटो घालून चांगले मिक्स करावे. किसलेले पनीर घालावे.

* आता मीठ आणि मसाला घालावे. चांगले मिसळावे आणि हे मिश्रण थंड होऊ द्यावे.

* आता पिठाचे छोटे-छोटे गोळे करून त्याच्या छोट्या पुऱ्या लाटून घ्याव्यात.

* आता थंड मिश्रण घ्यावे आणि पुरीच्या मध्यभागी घालावे.

✴ परिघावर थोडेसे पाणी टाकून कडा ओलसर कराव्या आणि नंतर कडा एकत्र आणून त्यांना फिरवून बंद कराव्यात.

✴ मोमोजचा आकार बनवावा.

✴ हे मोमोज इडली कुकरमध्ये वाफवून घ्यावेत

✴ गरमागरम वाढावेत.

वरील साहित्यात होतात : ४ मोमोज
पौष्टिक मूल्य:

कार्बोहायड्रेट: ५७ ग्रॅम

प्रोटीन: १५.३ ग्रॅम

फॅट्स: १७.३ ग्रॅम

कॅलरीज: ४५० किलो कॅलरीज

सोडियम: १९.२ मिली ग्रॅम

पोटॅशियम: ३२१.५ मिली ग्रॅम

कॅल्शियम: १४१.७ मिली ग्रॅम

फॉस्फोरस: ३३९.६ मिली ग्रॅम

फ्लेवर्स, स्वाद जे वापरता येतील

✴ पुदीना

✴ सेलेरी

✴ धणे आणि कोथिंबीर

✴ जिरे

✴ वाळलेल्या कैरीची पावडर (आमचूर)

* पांढरे व्हिनेगर
* काळी मिरी (पांढरी आणि काळी)
* आले
* लसूण

भाज्या

* कोबी
* फुलकोबी
* शिमला मिर्ची
* काकडी
* गाजर
* कॉर्न
* वांगी, सर्व प्रकारची आणि आकारांची
* मशरूम
* मटार
* मुळा
* सर्व प्रकारचे भोपळे, गिलके, दोडके

जेवणासाठी पाककृती

लच्छा पराठा

साहित्य -

* गव्हाचे पीठ/मैदा: २ कप
* गव्हाचे पीठ: २ चमचे (लावण्यासाठी)
* तेल: २-३ टीस्पून

* जिरा:
* लाल मिरची फ्लेक्स: २ टीस्पून
* आमचूर पावडर:
* ओरेगॅनो:
* बडीशेप (सॉफ):

कृती -

* गव्हाच्या पिठाचे किंवा मैद्याचे तेल वापरून मऊ पीठ मळून घ्यावे (पीठ पराठ्यासारखे असावे)

* जिरे, बडीशेप (सॉफ) घ्यावे आणि त्यांना सुगंध येईपर्यंत मंद आचेवर भाजावे.

* आता ते थंड होऊ द्यावे आणि नंतर लाल मिरची फ्लेक्स आणि आमचूर पावडर घालावी.

* आता पिठाचे छोटे समान गोळे करून प्रत्येक पराठा लाटून घ्यावा.

* त्यावर हलकेच तेल लावावे आणि नंतर तयार केलेली पावडर पसरवावी. हे सर्व पराठ्यावर सारखे पसरवावे.

* आता पराठ्याचे एक टोक आतून लाटणे सुरू करावे आणि ते नळी, पाईपसारखे करावे.

* पूर्ण झाल्यावर पराठ्याचे एक टोक आतून फिरवून फुलाचा आकार बनवावा आणि पराठ्याचे बाहेरचे टोक घट्ट बंद करावे.

* आता गव्हाचे पीठ वापरून, लच्छा पराठ्याची अनुभूती देण्यासाठी हा पराठा पुन्हा लाटून घ्यावा. ते खूप पातळ लाटू नये.

❋ हा पराठा नॉन-स्टिक तव्यावर थोडे तेल लावून भाजून घ्यावा.

❋ गरमागरम वाढावा.

वरील साहित्यात होतात : २-३ पराठे
पौष्टिक मूल्य:

कार्बोहायड्रेट: ४८.५ ग्रॅम

प्रोटीन: ८.४ ग्रॅम

फॅट्स: २१.१ ग्रॅम

कॅलरीज: ४१९ किलो कॅलरीज

सोडियम: १४ मिली ग्रॅम

पोटॅशियम: २२१ मिली ग्रॅम

कॅल्शियम: ३३.६ मिली ग्रॅम

फॉस्फोरस: २४८ मिली ग्रॅम

परवल पनीर खीमा
साहित्य:

❋ परवल, अर्ध चिरून: १०० ग्रॅम

❋ पनीर, किसलेला १ कप

❋ कांदा, बारीक चिरलेला: १ कप

❋ टोमॅटो, बारीक चिरलेला: १/२ कप

❋ मीठ: आहार तज्ज्ञांच्या सल्ल्यानुसार

❋ तेल: २ टीस्पून

* जिरा: १ टीस्पून

* हळद: १/२ टीस्पून

* लाल मिरची पावडर: १/२ टीस्पून

* गरम मसाला पावडर: ३/४ टीस्पून

कृती -

* कढईत तेल घेऊन त्यात जिरे टाकावे आणि तपकिरी होऊ द्यावे.

* आता त्यात कांदा टाकावा आणि बदामी रंगाचा होईपर्यंत परतावा.

* नंतर टोमॅटो आणि किसलेले पनीर घालावे.

* आता मीठ आणि सर्व मसाले घालून चांगले मिसळावे आणि नंतर परवल घालावा.

* परवल शिजेपर्यंत भांडे झाकून ठेवावे (ते मऊ होईपर्यंत)

* गरमागरम फुलक्याबरोबर वाढावे.

वरील साहित्यात होते : २ वाटी भाजी

पौष्टिक मूल्य:

कार्बोहायड्रेट: ८.८ ग्रॅम

प्रोटीन: ८.३ ग्रॅम

फॅट्स: १६.५ ग्रॅम

कॅलरीज: २३९.५ किलो कॅलरीज

सोडियम: ७.८ मिली ग्रॅम

पोटॅशियम: १८३.५ मिली ग्रॅम

कॅल्शियम: १३६.४ मिली ग्रॅम

फॉस्फोरस: ११४.१ मिली ग्रॅम

बार्ली आणि सोया खिचडी
साहित्य:

* बार्ली (जौ): १ वाटी

* सोयाबीन वडी: ४-५

* कांदा, चिरलेला: १/२ छोटा कप

* गाजर, चिरलेला: १/४ छोटा कप

* सिमला मिरची, चिरलेली: १/४ छोटा कप

* फुलकोबी, चिरलेली: १/४ लहान कप

* तेल: २ टीस्पून

* मीठ: आहार तज्ज्ञांच्या सल्ल्यानुसार

* जिरा: १ टीस्पून

* हळद: १/२ टीस्पून

* आले आणि लसूण पेस्ट: १/२ टीस्पून

कृती -

* सोयाबीन वड्या गरम पाण्यात १ मिनिट आणि नंतर थंड पाण्यात ५ मिनिटे भिजवाव्यात.

* बार्ली धुवून उपसावी. प्रेशर कुकरमध्ये मंद आचेवर, २ शिट्ट्या, पुरेशा पाण्यात उकडावी.

* कढईत तेल, जिरे आणि आले लसूण पेस्ट घालून १ मिनिट परतून घ्यावे.

* आता सर्व भाज्या घालाव्यात आणि झाकण लावावे. सर्व भाज्या मऊ होऊ द्याव्या.

* आता सोया चंक्स-वडीमधून पाणी पिळून घ्यावे आणि भाज्यांच्या मिश्रणात घालावे.

* आता त्यात शिजलेली व निथळलेली बार्ली, मीठ आणि हळद घालावी.

* चांगले मिसळावे आणि झाकण ठेवून हे मिश्रण शिजू द्यावे.

* गरमागरम वाढावे..

वरील साहित्यात होते : २ प्लेट खिचडी
पौष्टिक मूल्य:

कार्बोहायड्रेट: ४७.१ ग्रॅम

प्रोटीन: १०.१ ग्रॅम

फॅट्स: १२.६ ग्रॅम

कॅलरीज: ३३२.९ किलो कॅलरीज

सोडियम: १६ मिली ग्रॅम

पोटॅशियम: ७४.३ मिली ग्रॅम

कॅल्शियम: ७१.६ मिली ग्रॅम

फॉस्फोरस: ३१० मिली ग्रॅम

सॅलेडमध्ये काय घेता येईल

दररोज तुम्ही यापैकी एक निवडू शकता -

* **काकडी**

* **कोबी**

* गुलाबी मुळा

* सॅलेडची पाने

* शिमला मिर्ची

* शिंघाडे, उकडलेले पण खारवलेले नसावेत

* गाजर

* मटार

* फुलकोबी

* कांदा

कोशिंबीर आणि रायता, काही नवीन स्वाद

लसणाचे रायते
साहित्य -

* दही: १०० ग्रॅम

* तेल: १ टीस्पून

* लसूण पाकळ्या: २-३

* जिरेपूड: १/२ टीस्पून

* लाल मिरची पावडर: चिमूटभर

* आमचूर पावडर: ऐच्छिक (मीठाला पर्याय)

कृती -

* दही नीट फेटून घ्यावे.

* जिरेपूड आणि तिखटाबरोबर लसणाच्या पाकळ्या ठेचून घ्याव्यात.

* एका छोट्या कढईत तेल घ्यावे, त्यात जिरे घालावे आणि गडद रंग बदलू द्यावा.

* ठेचलेला लसूण आणि तिखट घालावे. चांगले मिसळावे.

* हे मिश्रण दह्यात घालावे.

* मिठाऐवजी आमचूर पावडर (आवश्यक असल्यास) वापरू शकता.

वरील साहित्यात होते - १ वाटी रायते.
पौष्टिक मूल्य:

कार्बोहायड्रेट: ३ ग्रॅम

प्रोटीन्स: ३.१ ग्रॅम

फॅट्स: ९ ग्रॅम

कॅलरीज: १०५ किलो कॅलरीज

सोडियम: ३२ मिली ग्रॅम

पोटॅशियम: १३० मिली ग्रॅम

कॅल्शियम: १४९ मिली ग्रॅम

फॉस्फोरस: ९३ मिली ग्रॅम

खमंग काकडी
साहित्य -

* काकडी: १०० - १२५ ग्रॅम

* डाळ्या (भाजलेली चणा डाळ, फुटाणे): ३ टीस्पून

* कोथिंबीरीची पाने, चिरलेली: १ टीस्पून

* जिरेपूड, भाजलेले: १ टीस्पून

* आले हिरवी मिरची पेस्ट: १ छोटा टीस्पून

* आमचूर पावडर: ऐच्छिक

* **कृती -**

* काकडीचे छोटे तुकडे करावेत आणि १० मिनिटे बाजूला ठेवावेत आणि नंतर त्यातील पाणी काढून टाकावे.

* डाळ्या बारीक करून चिरलेल्या काकडीत घालाव्यात.

* आता आमचूर पावडर, जिरेपूड, आले, हिरवी मिरची पेस्ट आणि चिरलेली कोथिंबीर घालावी.

* चांगले मिसळावे आणि वाढावे.

वरील साहित्यात होते - १ वाटी रायते.
पौष्टिक मूल्य:

कार्बोहायड्रेट: ११.२ ग्रॅम

प्रोटीन: ३.७ ग्रॅम

फॅट्स: ०.८ ग्रॅम

कॅलरीज: ६८.३ किलो कॅलरीज

सोडियम: १७.५ मिली ग्रॅम

पोटॅशियम: १२२ मिली ग्रॅम

कॅल्शियम: १८.७ मिली ग्रॅम

फॉस्फोरस: ७६ मिली ग्रॅम

किडनी फ्रेंडली सॅलेड
साहित्य:

* सॅलेडची पाने: २५ ग्रॅम

* बीटरूट, उकडलेले आणि चिरलेले: १० - १५ ग्रॅम

* काकडी, चिरलेली: १५ - २० ग्रॅम

* मटार, उकडलेले: १५ ग्रॅम

* गाजर, उकडलेले किंवा सिमला मिरची किंवा कांदा, चिरलेला: २० ग्रॅम

* पनीर, लहान चौकोनी तुकडे: ८ - १०

* कॉर्न, उकडलेले: २-३ टीस्पून

* व्हिनेगर: १/२ टीस्पून (चवीनुसार)

कृती -

* एक खोलगट भांडे घ्यावे आणि त्यात सर्व चिरलेल्या भाज्या, व्हिनेगर, पनीर, उकडलेले कॉर्न घालावे.

* चांगले मिसळावे.

* थंडच वाढावे.

टीप: चव वाढवण्यासाठी काही ऑलिव्ह आणि जॅलेपिनोस घालू शकतात.

वरील साहित्यात होते - १ वाटी सॅलेड
पौष्टिक मूल्य:

कार्बोहायड्रेट: ५.५ ग्रॅम

प्रोटीन: ६.९ ग्रॅम

कॅलरीज: १०९.२ किलो कॅलरीज

सोडियम: २९.२ मिली ग्रॅम

पोटॅशियम: ४७ मिली ग्रॅम

कॅल्शियम: ९५.७ मिली ग्रॅम

फॉस्फोरस: १७९ मिली ग्रॅम

घरगुती मिठाई आणि मिष्टान्न
मुरमुरा चिक्की
साहित्य -

* कुरमुरा (मुरमुरा): २ कप

* गूळ: १ वाटी

* तूप: २-३ टीस्पून

कृती -

* एका खोल जाड पॅनमध्ये मुरमुरे कोरडे भाजून घ्यावेत.

* झाल्यावर ते बाजूला ठेवावे आणि थंड होऊ द्यावेत.

* त्याच कढईत तूप घ्यावे, गरम होऊ द्यावे आणि नंतर गुळ घालावा.

* गुळ पूर्णपणे वितळेपर्यंत आणि उकळण्यास सुरुवात होईपर्यंत चांगले मिसळावे.

* पॅन आचेवरून काढून त्यात मुरमुरे घालावेत.

* हे मिश्रण नीट मिसळावे.

* एका सपाट गोल थाळीत ठेवावे किंवा या मिश्रणातून छोटे लाडू बनवावेत.

* चिक्की तयार आहे.

वरील साहित्यात होते: ३-४ चिक्की

पौष्टिक मूल्य:

कार्बोहायड्रेट: १०३.६ ग्रॅम

प्रोटीन: ७.५ ग्रॅम

फॅट्स: २०.१ ग्रॅम

कॅलरीज: ६२५ किलो कॅलरीज

सोडियम: NA

पोटॅशियम: NA

कॅल्शियम: २३ मिली ग्रॅम

फॉस्फरस: १५० मिली ग्रॅम

गोड पोहे

साहित्य -

* पोहे: १ वाटी

* साखर/गूळ: ३ टीस्पून

* वेलचीपूड : १/४ टीस्पून

* तूप: १ टीस्पून

कृती -

* पोहे धुवून पाणी काढून टाकावे. ते पूर्णपणे मऊ होईपर्यंत त्यांना थोड्या पाण्यात भिजवावे.

* एका कढईत तूप घ्यावे आणि ते तापले की पोहे घालावेत.

✱ नंतर त्यात साखर किंवा गूळ आणि वेलचीपूड घालून मिसळावे. २ मिनिटे परतून घ्यावे.

✱ गरमागरम वाढावे.

टीप: मूळ पाककृतीमध्ये बदाम, काजू आहेत, ते आपल्या आहारतज्ञांशी सल्लामसलत केल्यानंतरच वापरावेत. आपण या पाककृतीत केसर मिसळू शकता.

वरील साहित्यात होते: १ वाटी गोड पोहे

पौष्टिक मूल्य:

कार्बोहायड्रेट: ५४ ग्रॅम

प्रोटीन: ३.३ ग्रॅम

फॅट्स: ५.६ ग्रॅम

कॅलरीज: २७८ किलो कॅलरीज

सोडियम: ५.४ मिली ग्रॅम

पोटॅशियम: ७६.२ मिली ग्रॅम

कॅल्शियम: १० मिली ग्रॅम

फॉस्फोरस: ११९ मिली ग्रॅम

गुलाब संदेश
साहित्य:

✱ पनीर: १०० ग्रॅम

✱ साखर: १/२ कप

✱ वेलचीपूड: १/४ टीस्पून

✱ गुलाबाच्या पाकळ्या: ५-६

कृती -

* ताजे बनवलेले पनीर वापरावे. तळहाताच्या मदतीने ३-४ मिनिटे कुस्करून घ्यावे.

* नॉन-स्टिक पॅनमध्ये पनीर घ्यावे, त्यात साखर आणि वेलचीपूड घालावी. मिश्रण मऊ होईपर्यंत आणि पॅनच्या बाजू सोडेपर्यंत चांगले मिसळावे.

* कृती पूर्ण झाल्यावर हे मिश्रण थंड होऊ द्यावे.

* लहान गोळे करावेत.

* गोळा मध्यभागी सपाट करावा.

* मध्यभागी गुलाबाच्या पाकळ्यांनी सजवावा.

* २ तास फ्रीजमध्ये ठेवावा.

* गुलाब संदेश तयार आहे.

वरील साहित्यात होते - ७-८ गुलाब संदेश

पौष्टिक मूल्य:

कार्बोहायड्रेट: २६.२ ग्रॅम

प्रोटीन: १८.३ ग्रॅम

फॅट्स: २०.८ ग्रॅम

कॅलरीज: ३६५ किलो कॅलरीज

सोडियम: NA

पोटॅशियम: NA

कॅल्शियम: २०८ मिली ग्रॅम

फॉस्फरस: १३८ मिली ग्रॅम